1日5分 薬に頼らず血圧を下げる方法

加藤雅俊

アチーブメント出版

はじめに

本書を手にとっていただき、ありがとうございます。

本書は、健診の際に「血圧」の数値が引っかかり、念のため受診したところ、医師から今後、降圧剤を飲むように言われたが、一生この薬を飲まなくてはならないのかと不安になっている人、あるいは、「高血圧気味ですから、塩分を控えてください」と指導されたものの、減塩で味気無い食事なんか、できればしたくないと思っている人のための本です。

どうぞ安心してください。

じつは、薬に頼る前に、あなた自身にできることはたくさんあります。

むしろ、安易に薬を飲むことのほうが、逆に疲れやすくなり、健康を害し、老化を早める可能性がある、という危険について本書ではご説明します。

そもそも「高血圧」とは、体のしくみのなかで何を意味しているのか。血圧の働きを正しく知ることによって、あなた自身の体に〝常に正常な血圧の状態をコントロールする機能〟がちゃんと存在していることも知っていただきたいと思うのです。

まずは、ちょっと広い視点で、わが国における高血圧の実態を見てみましょう（図1参照）。

厚生労働省が3年ごとにおこなっている「患者調査」の平成26年の調査によると、**高血圧性疾患の総患者数（継続的な治療を受けていると推測される患者数）は、1010万8000人。**第二位である歯肉炎および歯周疾患331万5000人、第三位である糖尿病316万6000人とは1ケタ違

図1　**高血圧は患者数ナンバーワンの“国民病”**

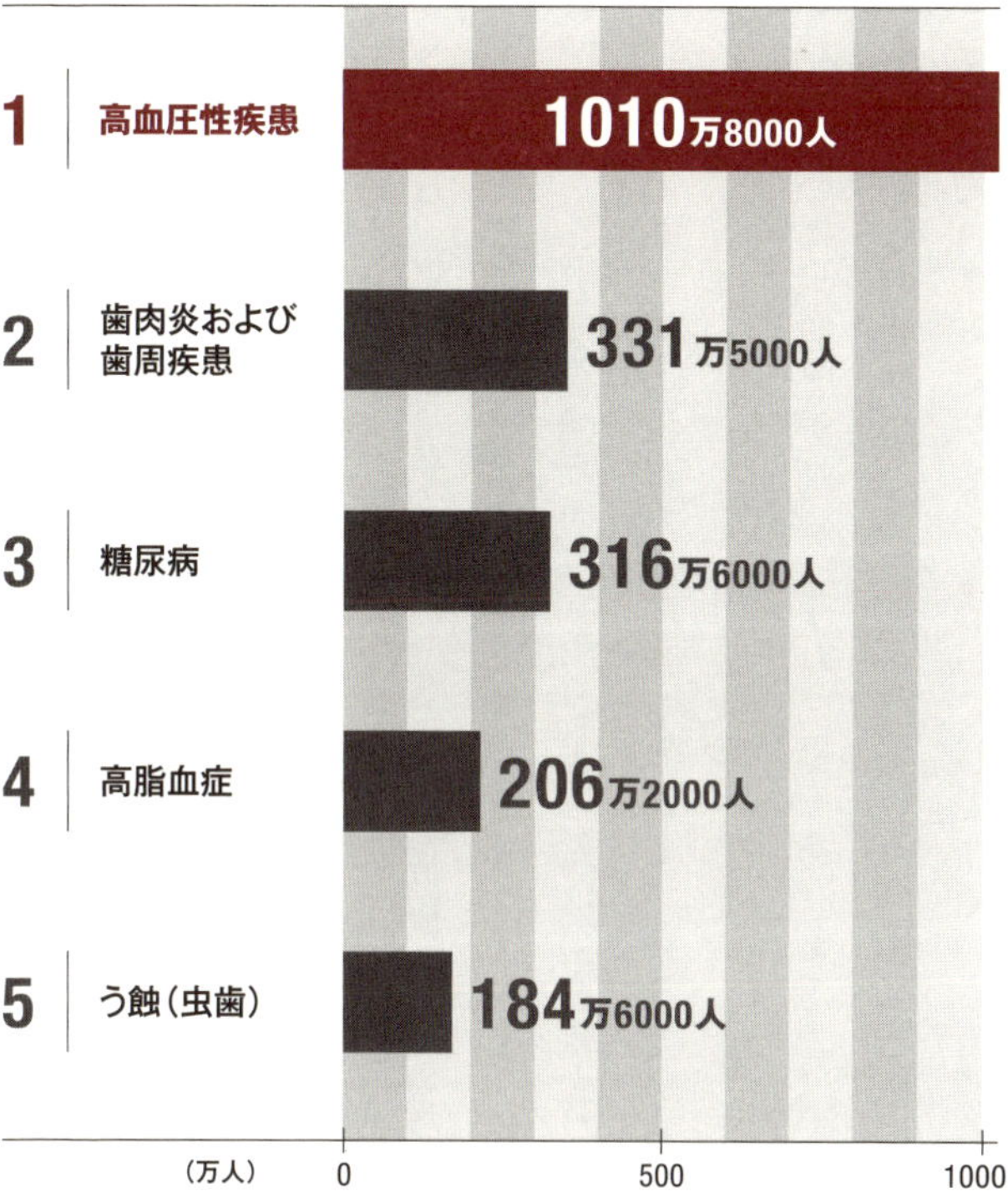

厚生労働省が平成26年10月21日〜23日の3日間のうち、1日を医療施設ごとに指定。無作為抽出した医療施設の患者を対象に調査。継続的に医療を受けている患者の数を推計した。その結果、高血圧症の総患者数は1010万800人、第一位だった。（厚生労働省平成26年患者調査）

※平成26年の総患者数（厚生労働省調査をもとに作成）

う、ダントツの一位であることがわかります。

この高血圧患者数、**前回の調査よりも約１０５万人増加**しています。さらに性別でみると、男性は４４５万人、女性は５６７万６０００人で、前回調査に比べて男性は63万人、女性は42万人の増加となっています。

患者数はぶっちぎりのナンバーワン。まさに、「国民病」と言われるのにふさわしい高血圧。40代、50代ぐらいになると、周囲にも「健診で、血圧が引っかかっちゃったよ」という会話が増えてきます。そして、医師からは「高血圧を放っておくと、心筋梗塞や脳卒中など、死に至る重大な病気につながりますよ」と言われ、処方された降圧剤をしぶしぶ飲んでいる人も少なくないでしょう。

しかし、じつは「血圧が高いですね。じゃあ、薬で下げましょう」といういま一般的である対処法は、体に起こっている問題の解決にはならないばかりか、**もっと怖い病気のサインを消してしまっている可能性がある**のです。

薬剤師から言わせて欲しい!

私は独立して起業する前は、製薬会社に10年の間、研究、開発、学術などの職務を経験したのち、血液関連のプロダクトマネージャーを務めていました。そのときに、体の状態が如実に表れる血液って面白いな、と興味を深めていました。

ただ、薬というものに携わり、医療現場を見てつくづく感じたのは、**薬はすべての病気を治す万能のものではない**ということ。結局のところ、薬の効果は症状を止めるにすぎない。血圧であれば、下げる目的だけです。

たとえば、打撲で腫れて痛いといった「急性」の症状や、てんかんの発作を抑えたいといった「先天的」な病気に対しては、薬を飲むことによって症状が抑えられて楽になり、通常の生活を送ることができる。これこそ、薬って素晴らしい！　といえるメリットです。

しかし、症状がずっと継続する慢性疾患に対してはどうでしょう。「高血圧は体質のようなものだから、一生飲み続けましょうね」と降圧剤を当たり前のように処方します。しかし、ちょっと待って下さい！　血圧が高いという理由だけで薬を飲むのですか。もし「血圧の上昇」が、心臓や脳の重大な病気を知らせるサインだったとしたら……。なのに、薬で安易に下げてしまっては、重篤な病気を見逃してしまいます。

慢性疾患というのはいつ治るか分からない、ゴールのない病気のこと。やはり慢性疾患で薬を処方する場合、長期使用になるため副作用が必ず出てくることを知って欲しいのです。

薬は全身の細胞に作用している

たとえば、頭痛薬は頭だけに効いていると多くの人が思っていますが、実は体全体の細胞レベルに効いています。だから同じ薬なのに、頭痛にも、月経痛にも効くのです。

降圧剤も同じで、血圧を下げる目的の薬が、全身の血液を回り各細胞に入っていくので、長期の服用によって心臓や血管、肝臓や腎臓にまで負担をかけています。 薬剤師から言わせてもらえれば「長期間飲み続けても副作用もなく、体にも影響しないような薬はない！」のです。また、人間には「耐性」があります。眠気覚ましだったコーヒーのカフェインも飲み続けることにより耐性ができて効かなくなるのと同じで、**血圧の薬を長年飲み続けていると耐性ができて効きにくくなり、だんだんと強い薬になっていくのも心配**です。

医師は体に発生する病気を治す勉強をしますが、薬についてのプロではありません。現実では、製薬会社が病院で開く「勉強会」を通して、薬について学んでいます。当然ですが製薬会社は、「自社の薬がいかに効くか」という良い面の説明がメインで、悪い面の説明に費やす時間は短く、出来ればオブラートに包んで隠したいのが本音です。残念ながら薬の決定権があるのは、医師です。ですから、薬についての副作用も自分ですすんで勉強をしなければ、ベテランの医師ですら知らなくて済んでしまいます。

考えてみてください。本来病院は、病気を治すところ。ですから、**医師の仕事のゴールは「患者さんが病院に来なくても良いようにすること」であるべき**です。ところが、今の医療はどうでしょう。病院に来なくなるどころか、患者さんの数は前述したとおり年々増え続けている。患者さんは、一生ずっと飲み続ける降圧剤を処方されています。これは薬剤師として納得がいかないですし、どうしても放ってはおけません！

世に出されている血圧の本は、医師が書くものがほとんどです。しかし、この本では「薬学」という視点から、血圧についての正しい情報をしっかりとお伝えしたいと思います。医師から「高血圧を放っておくと、脳も心臓も壊れますよ」と脅かされていた人も、勇気を持って「ちょっと様子をみさせて下さい」と断り、セルフメンテナンスができるようにしたい。

もちろん、重篤な病気につながる「見逃してはいけない高血圧」とは何かについても正しく解説しますので、ご安心ください。

減塩は必要なし

もう1つ、本書では「減塩と血圧」の真実についてもお話していきます。

そもそも**塩分摂取と高血圧は関係がない、という研究結果も続々と報告されています。**昔からずっと「高血圧予防には減塩」と言われ続けてきました。そのかいあって、日本人の塩分摂取量は50年前の半分に減少しました。ところが、高血圧患者が年々増加しているのはどうしてなのでしょうか。

たしかに、塩に含まれる塩化ナトリウムは血圧を上昇させる作用がありますので、実際の食生活においては、塩化ナトリウムの含有量が少ない自然塩選びについてもお話しましょう。「減塩、減塩」とものたりない思いで食事をしなくても大丈夫。おいしく食事しながらの血圧コントロールは可能なのです。

本来は病を治すための薬がその人の体を治すことができていない、それどころか「一生飲む薬」というものを延々と処方する医療に疑問を感じ、私は21年前に独立。西洋医学と東洋医学、食事、運動などさまざまな角度から心身を見つめる「予防医療」を実践してきました。

本書では、その中から高血圧の人にぜひおすすめしたい、2つのメソッドを紹介します。それが、「降圧ツボ」と「降圧ストレッチ」です。

「降圧ツボ」には、押してすぐに脳を介して自律神経に伝わり、血圧をその場で下げる働きがあります。さらに「降圧ストレッチ」は、年齢とともに低下する心肺機能と血管の柔軟性を取り戻すことで血圧上昇を抑える、という「高血圧体質の根治」に結びつくメソッドです。

血圧との正しい付き合い方を知り、そしてこのたった2つのメソッドを行うこと。それが、「高血圧」「減塩」「降圧剤」に振り回されるストレスから、あなたを解放します。

薬に頼らず血圧を下げる方法

目次

第2章 「高血圧」の正体

第3章 「薬」で高血圧は治らない

第4章 「減塩」で高血圧は治らない

第5章 わずか1分で血圧をその場で下げる方法

第6章 もっと！高血圧にならない体になる8つの習慣

第1章

実践！
血圧を下げる
たった2つの
方法

血圧を下げるために実践すべきは、たった2つの
方法だけ。困ったときに使える、血圧をその場で
即下げることができる「対処療法」のツボ押し。
そして、心肺機能と血管を若返らせる
「根治療法」の降圧ストレッチ。どちらも短時間で
確実な効果がある、セルフケアです。

その場で血圧が下がる
降圧ツボ

脳に働きかけて自律神経を調整する

ツボ押しの効果は、ズバリ「神経の交通渋滞をとることで神経の流れをよくする」こと。運動不足によって体が固くなると、神経のネットワーク情報も滞りがちに。すると〝神経の交差点〟で交通渋滞が起こりやすくなります。ツボを押すことで神経の交通渋滞が改善され、血圧をコントロールする自律神経の働きが良くなります。だから、血圧が即効で下がるのです。

こんなときに使おう

血圧が上がりやすい時間帯に

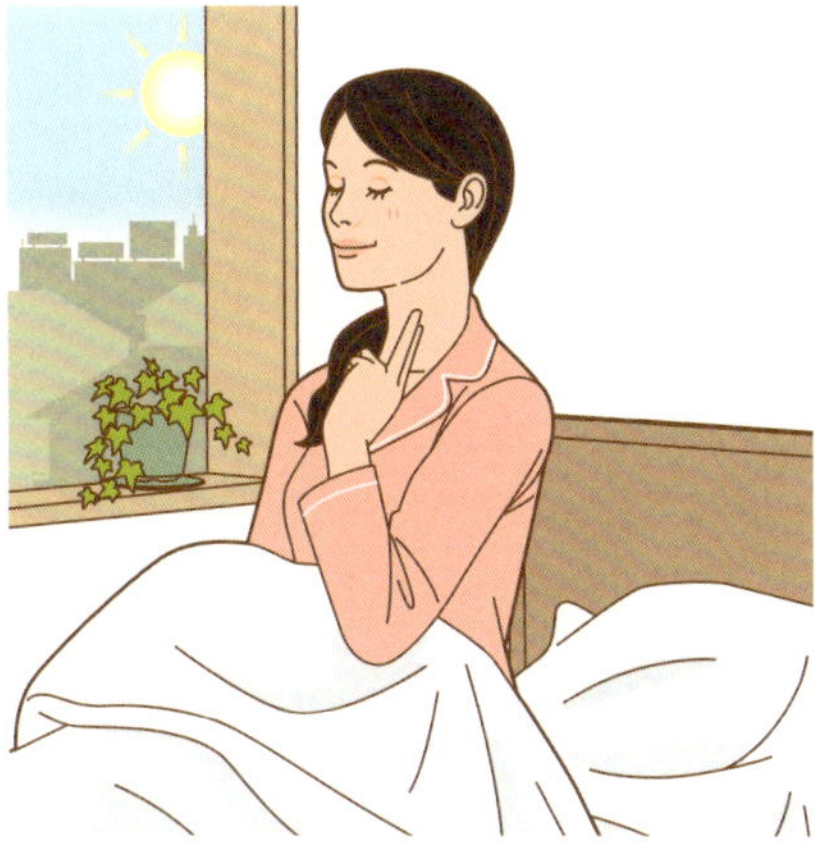

「すぐに血圧を下げたい！」というときに最適なのが、ツボ押し。たとえば、朝起きたときに血圧を測ってみて「今日は高いぞ」と気付いたとき。また、動悸や息切れがしたり、カーッとほてりを感じたときにも。いつでもどこでも実践できるのが、ツボのいいところです。

ストレスを感じたときに

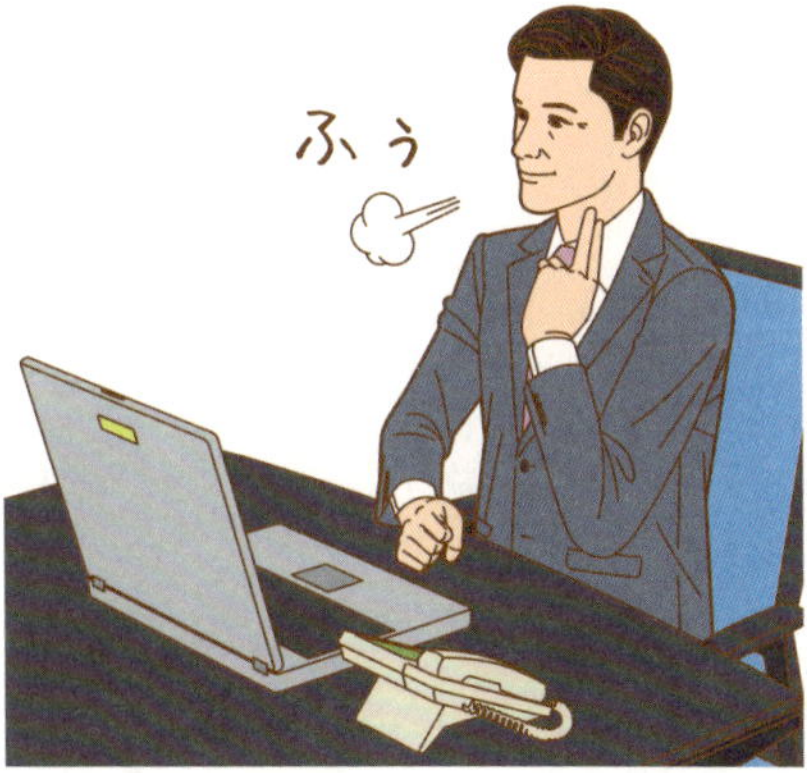

腹が立つことがあり、イライラした状態で血圧を測ってみたらすごく高くなっていたということはありませんか。また、激しい怒りを感じて興奮すると同時にガンガン頭が痛くなることも。このようなストレス時こそ、即ツボ押し。その場で副交感神経を優位にし、心身をリラックスモードにしてくれます。

確実に降圧ツボをとらえる方法

ツボ押しは、正しい場所をとらえてこそ効果を発揮します。まずは、正しいツボの場所をとらえるテクニックをマスターしましょう。

合谷の場合

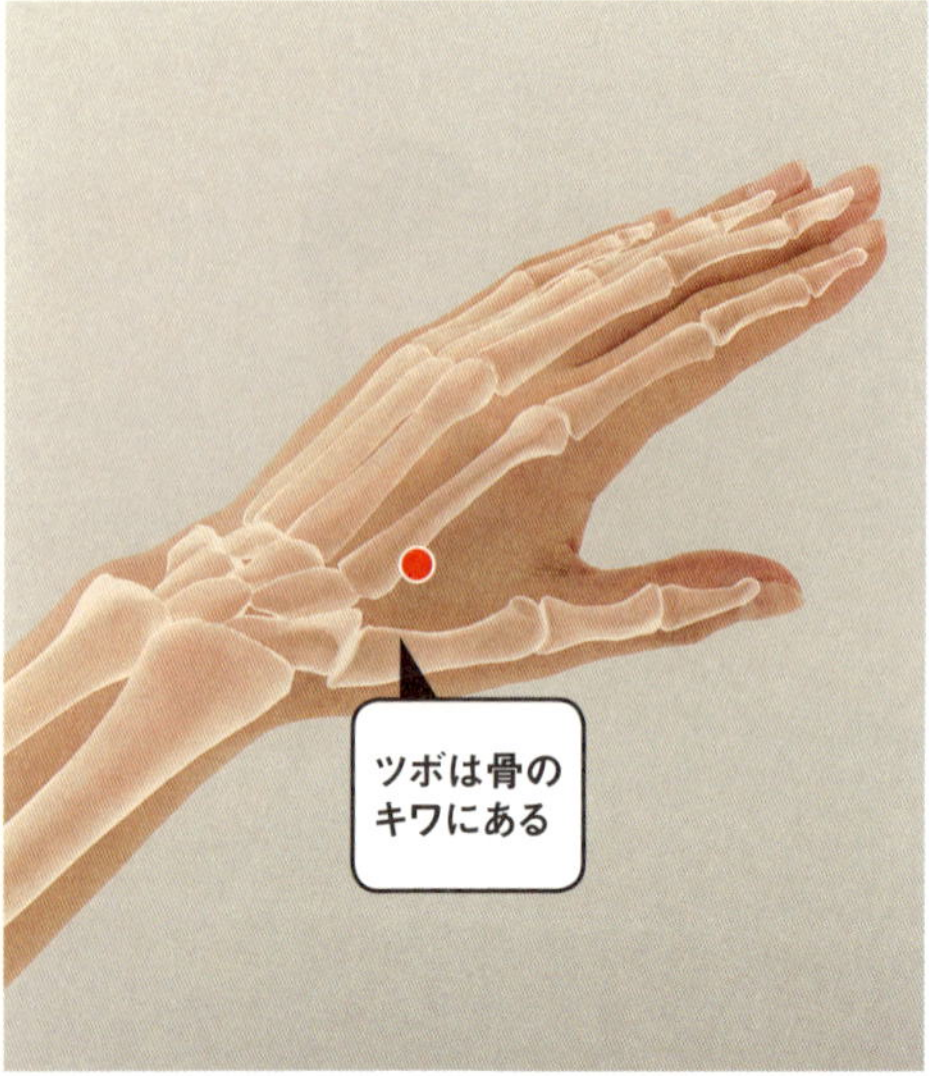

触れたい神経は骨のキワを通っている

ツボ探しのカギとなるのは、「骨」。多くのツボは、神経の交差点に存在し、神経は骨に守られるように、骨のすぐそばのキワを通っています。

手の甲にある「合谷」というツボの場合、基準となるのは親指と人差し指の骨。この2つの骨が接する付け根を探り当て、人差し指の骨のキワで、少しくぼんだ部分が合谷です。

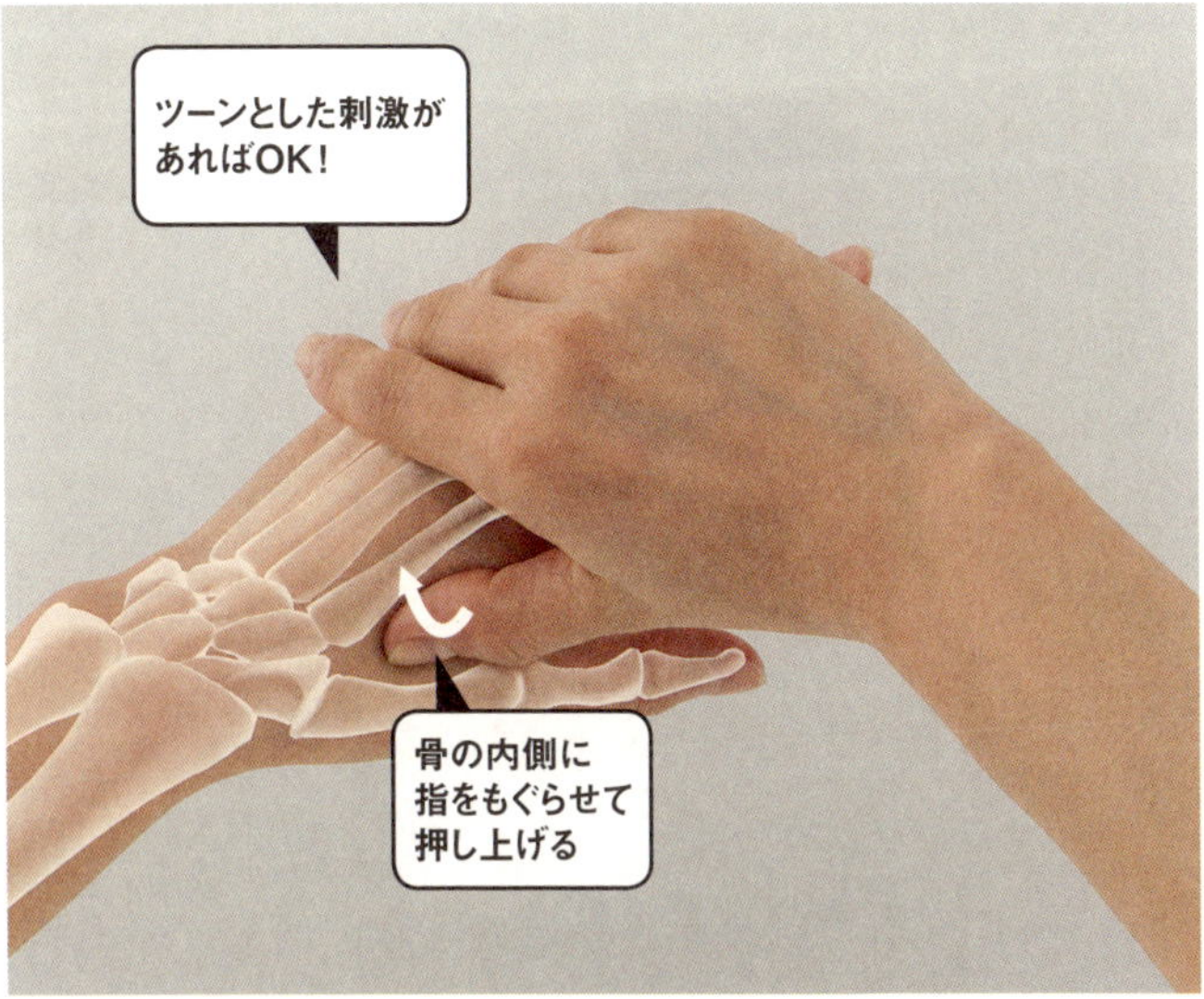

指を差し込み、押し上げる

ツボの位置を確認したら、あとは押すだけ。しかし、ただ押すだけでは効果なし。ツボ押しで重要なのが「ツボを押す角度」です。骨をただ押すのではなく、骨のキワに指を押し込んで、そこからぐいっと骨を押し上げるようなイメージで押してみましょう。

位置と角度がピタッと合って、ツボに刺激が伝わると、ツーンと響くような感覚が走ります。痛いような、気持ちいいような感覚が得られれば、それで大正解。ぐいぐいと力まかせに押す必要はまったくありません。

確実に効かせる押し方のコツ

力まかせにギュウギュウ押すと、筋肉が緊張し、ツボに届きません。「5秒ずつ」のリズムに合わせて力を加減することが大切です。

ツボを押すとき

5秒かけて息を吐きながら

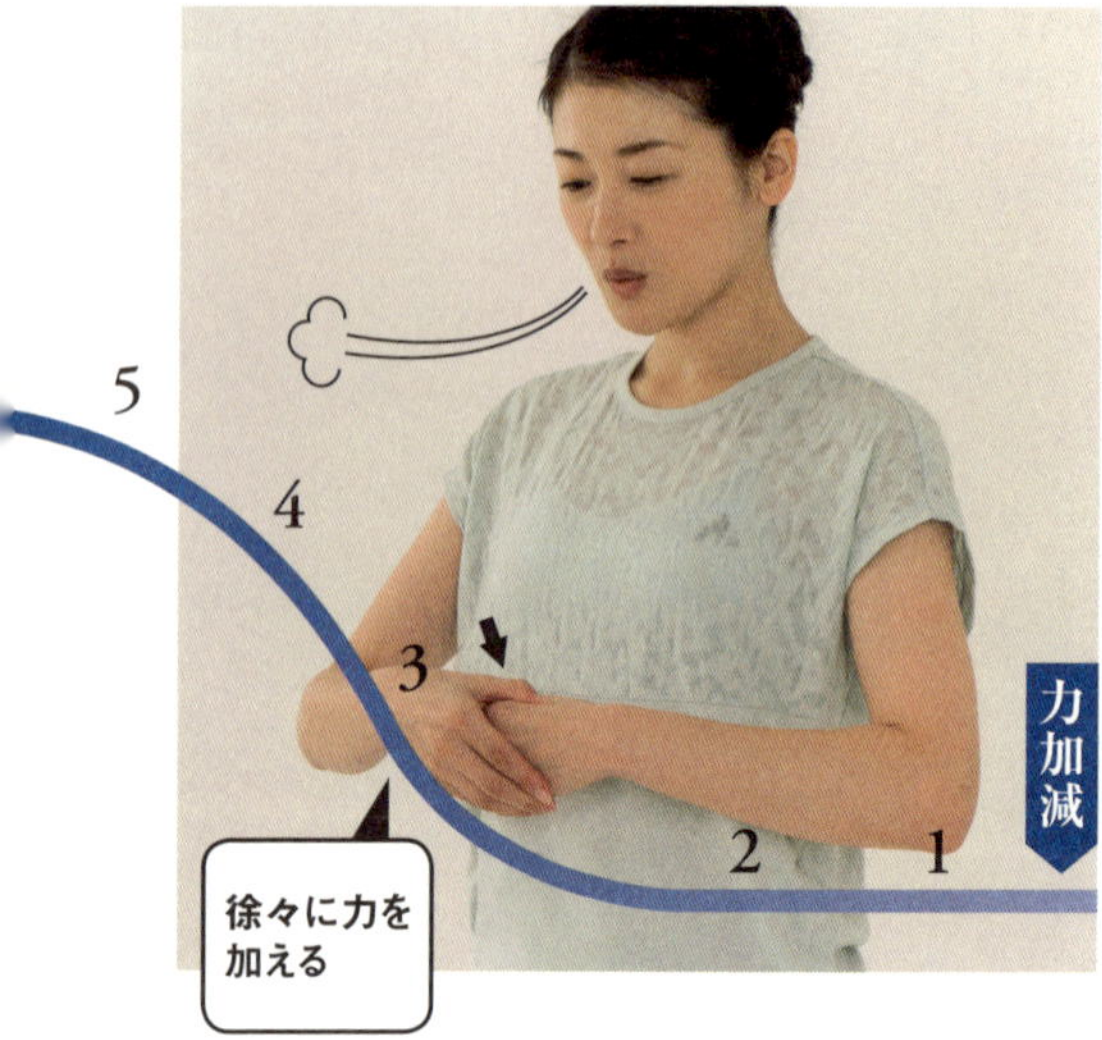

「ゆっくり息を吐きながら」押す

「合谷」のツボで押す練習もしましょう。いきなりギュッと力を込めて押したり、パッと離すのはNGです。こうした力の入れ方はかえって筋肉の緊張を引き起こし、降圧効果がなくなってしまいます。押すときには、息を吐きながら少しずつ力を加えていきます。息を吐くことによって副交感神経が優位になり、血圧が下がりやすくなります。

力を抜くとき

5秒かけて息を吸いながら

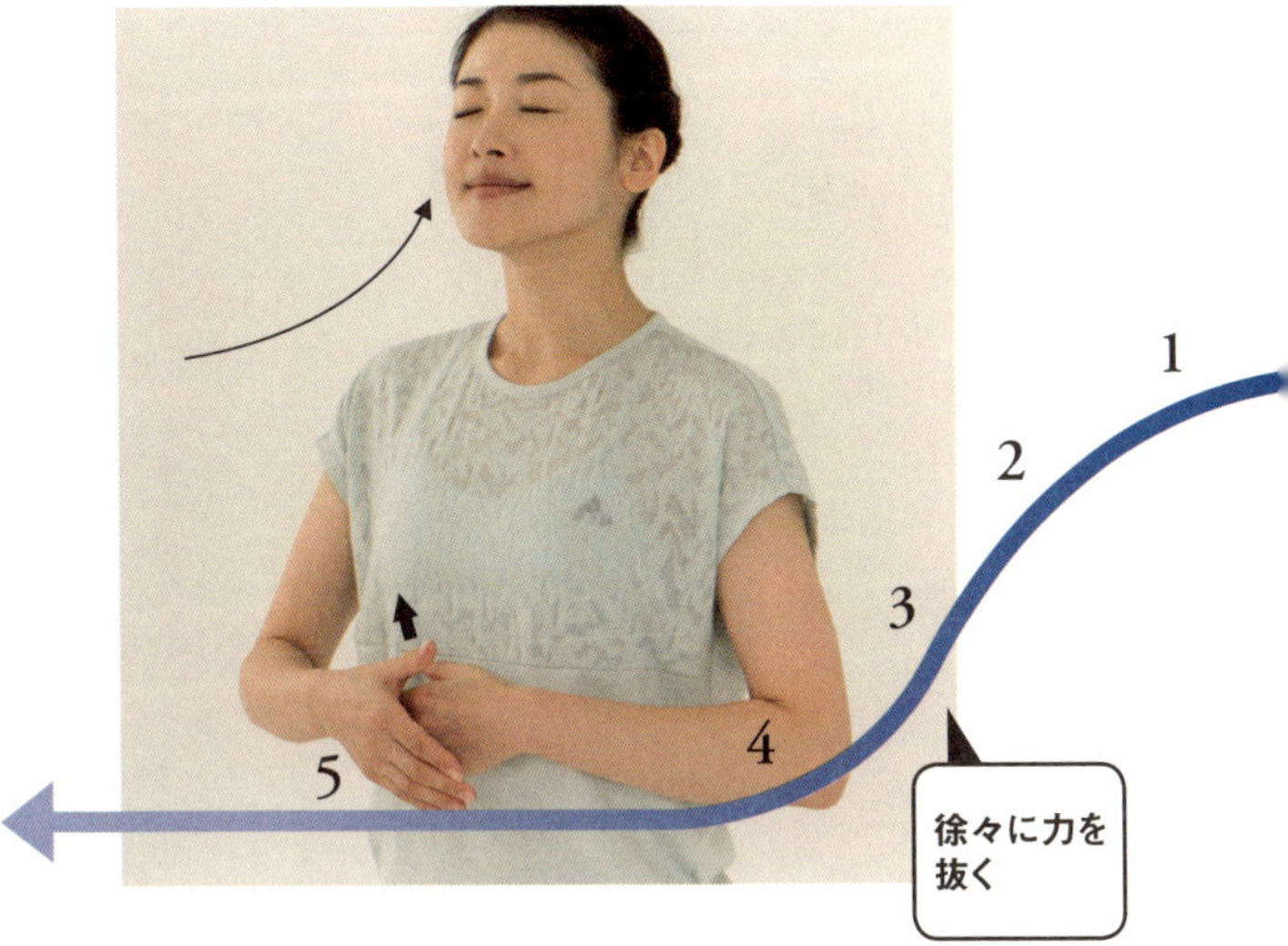

「ゆっくり息を吸いながら」力を抜く

ツボ押しをしている間は、息を口から細く長くふーっと吐き続けます。

そして指を離すときにも、いきなり離さないこと。押すときに少しずつ力を加えていき、力を抜くときも同じように、少しずつ5秒かけてゆっくりと行います。

このとき、息は鼻から吸いながら。新鮮な空気をたっぷりと肺に送るイメージで吸い込みます。続いて再び「息を吐きながら押す」に戻るというリズムで、3回ほど繰り返しましょう。

その場で即効！降圧ツボ

血圧を下げるツボは、たったこれだけ！　いつでもどこでもできる即効ツボ「人迎」を覚えましょう。

人迎《じんけい》

血圧を下げる効果が特に高いのが、喉仏の左右両側にある「人迎」。

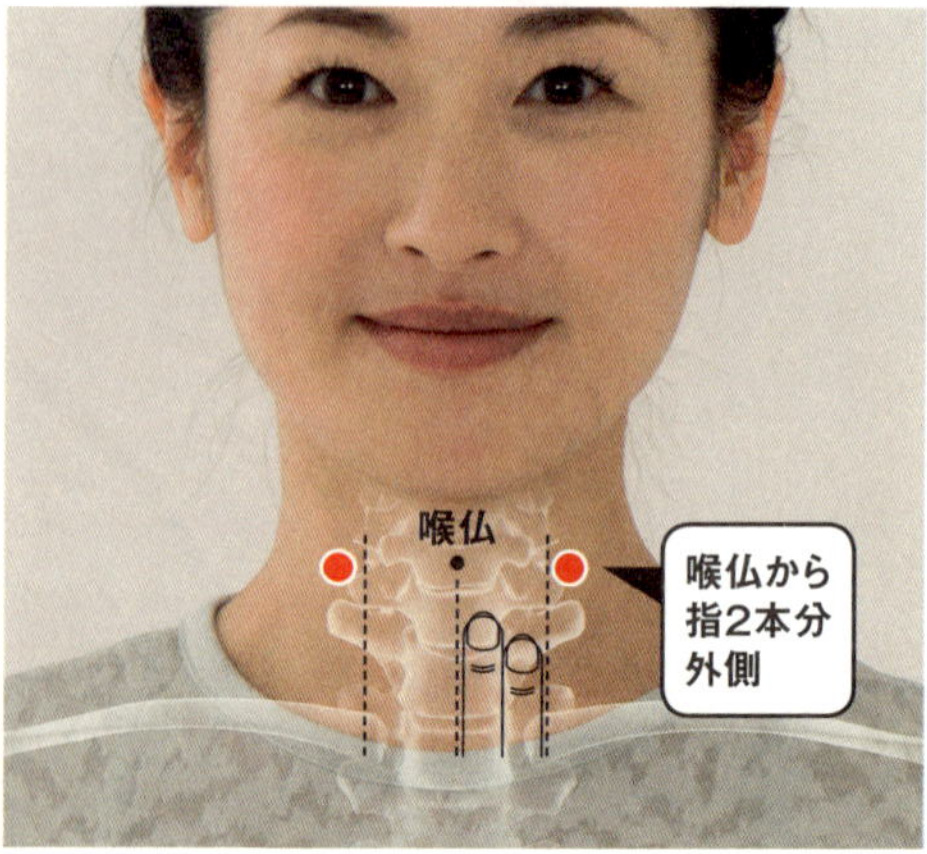

見つけ方

まず、喉仏の位置を確認します。喉仏を起点として、左右両側の指幅2本分離れたところが「人迎」のツボです。

指を押し込んでみると、ドクドク、と脈打っているのがわかるはずです。

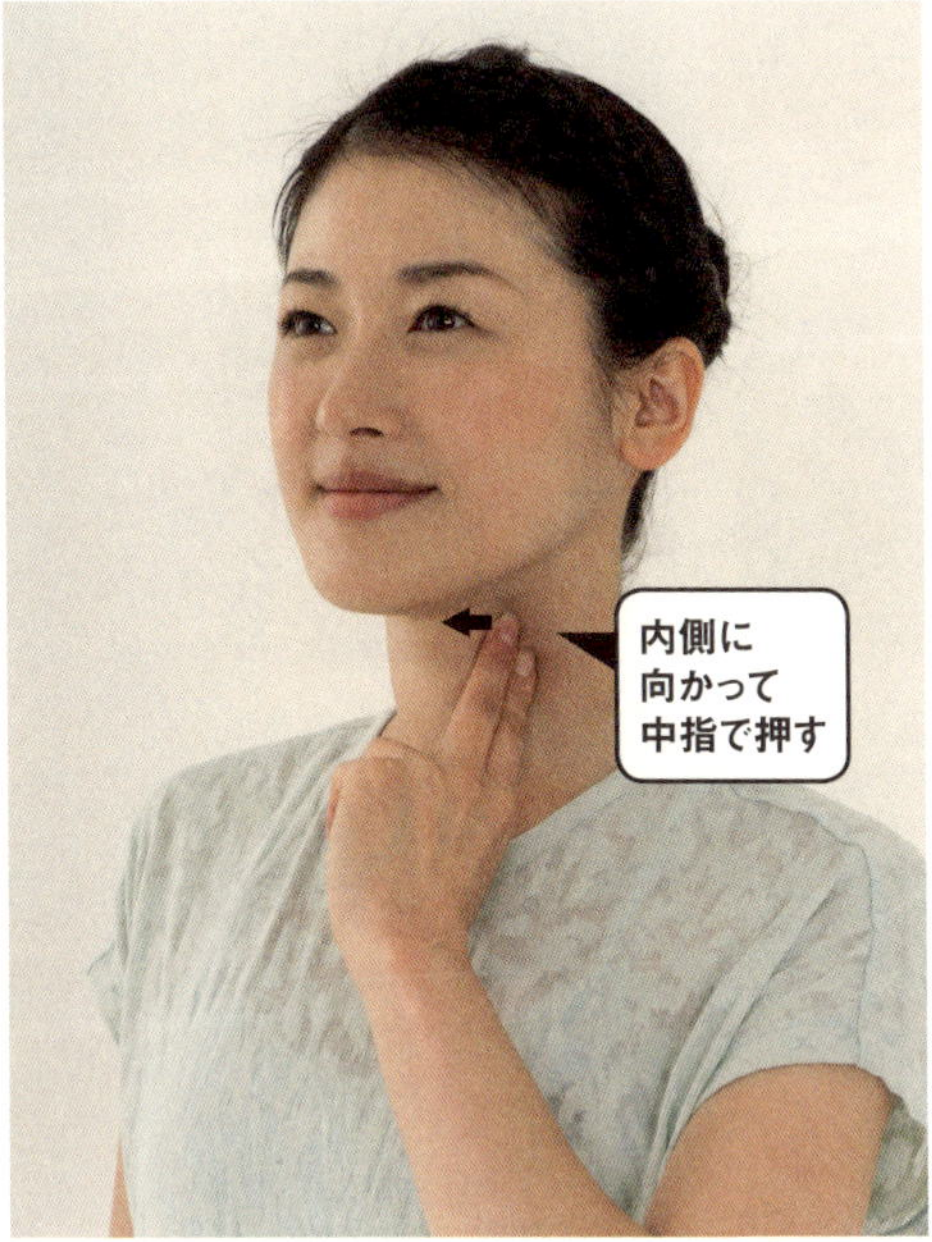

押し方

人差し指と中指をそろえて、中指がツボに当たるようにセットします。中指首の中心に向かって少し押し込み、脈を感じましょう。呼吸が苦しくならない程度の力で、息を吐きながら5秒かけて押し、息を吸いながら5秒かけて離します。これを5回ほど繰り返し、左右同様に行います。

ちなみにツボ押しは、どの場所も共通して1カ所あたり5回で十分。10回、20回と押すと刺激が繰り返されることで神経が麻痺し、かえって効果が表れにくくなります。正しい位置を、丁寧に押すのがコツです。

降圧ツボでホントにその場で下がった！体験談

1回のツボ押しで20下がった!
(H・Sさん 55歳・女性)

最高血圧 −20mmHg
最低血圧 −9mmHg

After

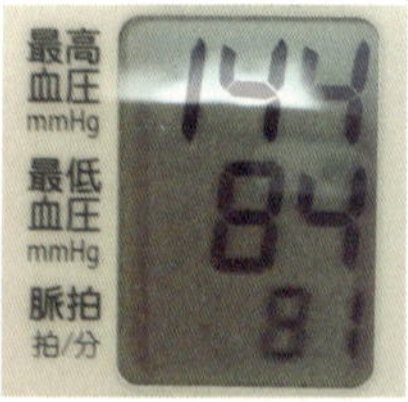

← 降圧ツボ

Before

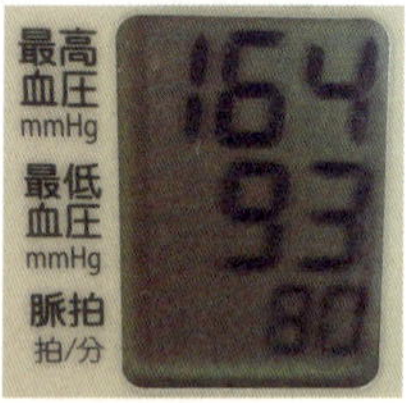

血圧の悩みとは無縁だった40代。ところが、50代に入ってからの健康診断で高血圧を指摘されるように……。タバコもお酒も飲まないので、思い当たるのは仕事と家庭のストレスだなと。ツボ押しは首に指を押し込むのが最初は怖い感じがありましたが、呼吸をしながらゆっくり行うとスムーズにできました。仕事中にストレスを感じたときに行ったら、効果てきめんに血圧が下がりました。

ツボで血圧が下がるなんて!
(H・Nさん 56歳・男性)

最高血圧 −11mmHg
最低血圧 −3mmHg

After

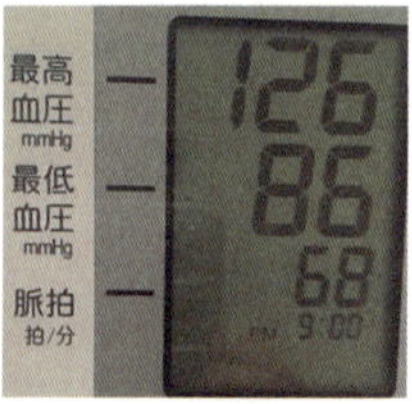

← 降圧ツボ

Before

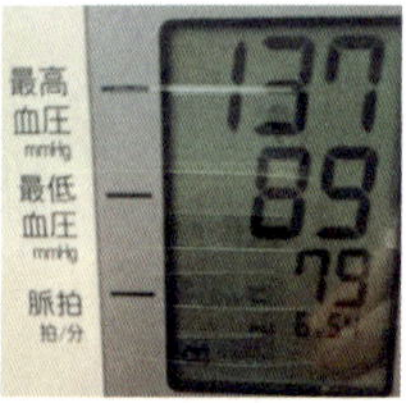

51歳のとき、数年ぶりに受けた健康診断で高血圧を指摘されました。上が150を超えていて、中性脂肪値もオーバー。運動や食生活など生活改善を指導されましたが、なかなか実行できず、その後も140前後を行ったり来たりしていました。ツボ押しは人生初の体験で、半信半疑でしたが、1回で120台に下がったのでびっくりしました。血圧を自分で下げることができるなんて不思議です。

左右5回のツボ押しで上の血圧が−16に

（A・Kさん 58歳・男性）

最高血圧 −16mmHg
最低血圧 −9mmHg

After

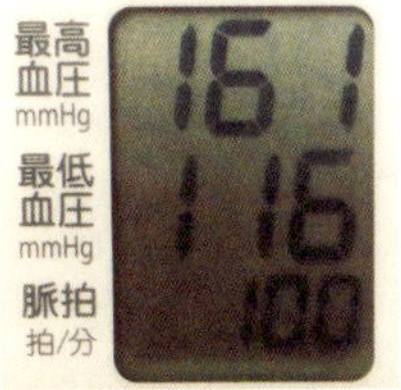

← 降圧ツボ

Before

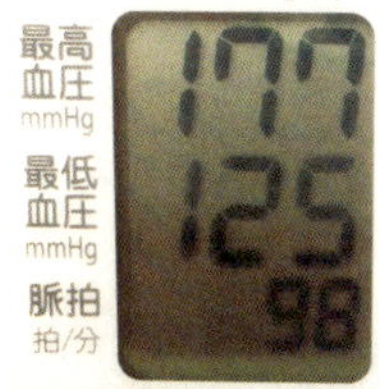

仕事はデスクワーク、タバコもお酒も人より多く飲むほうなので、ここ2，3年で血圧が200超える日もあり、当然医者からは降圧剤を処方されています。でも自分で何とかなるならと、ツボ押しとストレッチを始めました。運動習慣がこれまで続かなかったのですが、ごく簡単で短時間なので今のところ続いています。それに、初めてツボ押しをしたときに、上の血圧が16も下がったので（上写真）、それがモチベーションになっています。

タバコもお酒もやめられず30代で血圧が148に

（T・Kさん 30歳・男性）

最高血圧 −10mmHg
最低血圧 −10mmHg

After

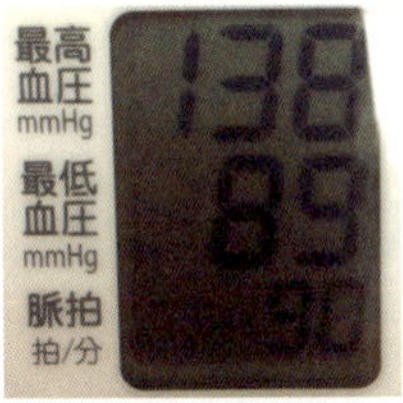

← 降圧ツボ

Before

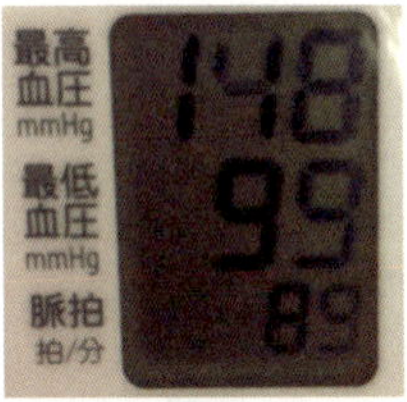

会社の検診では20代から血圧に対して医師から要注意と指摘されています。両親ともに血圧が高く、遺伝もあるかもしれませんが、タバコもお酒もやめられていません。運動習慣もなく、食事も不規則。仕事も忙しく、年々血圧が高くなっています。ツボ指圧は初体験で効果があるイメージもありませんでしたが、一番高くなりやすい朝に試したら、ほんの短時間のツボ押しでちゃんと下がりました。最近は朝の習慣にしています。

血圧を上げる要因もツボで改善

緊張や怒り、ストレスなども血圧を上げる要因になります。それぞれ即効ツボがありますので、ここぞというときに役立ててください。

頭を締め付けるような**頭痛**に

天柱《てんちゅう》

首、肩の緊張や頭脳作業による頭痛に。筋肉の緊張をほぐします。

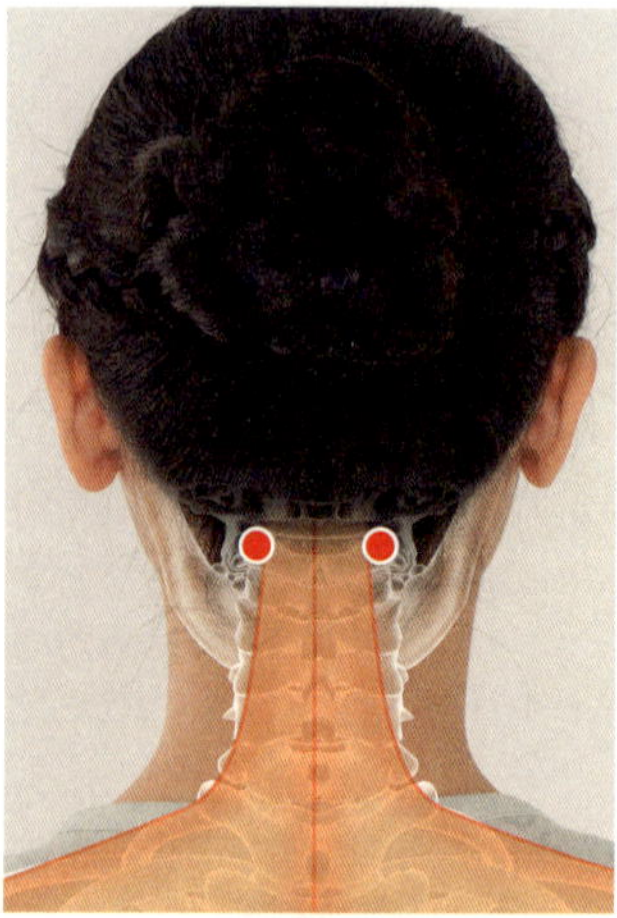

見つけ方

後頭部の髪の生え際で、背中から首の中心に向かって伸びている太い筋肉「僧帽筋」のすぐ外側、左右にある。

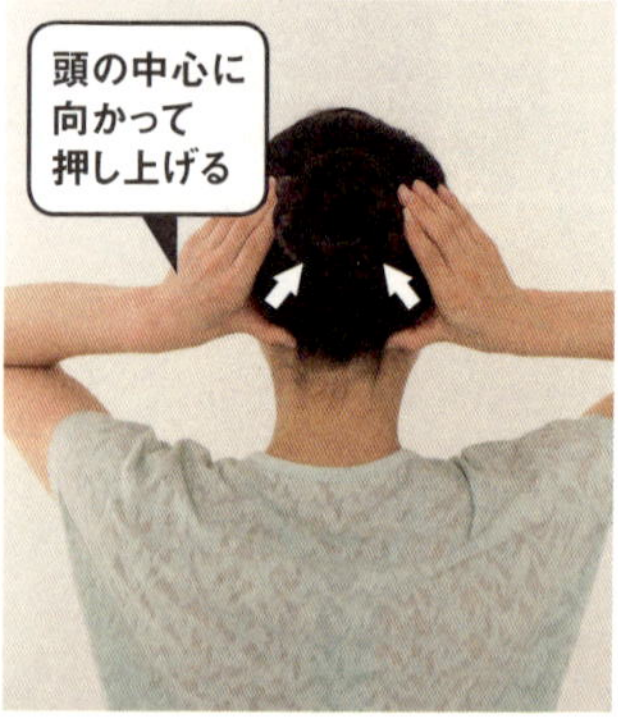

押し方

両手で頭を包み込み、両親指をツボ位置にセットする。5秒間かけて口から息を吐きながら頭の中心に向かって押し上げ、5秒間かけて鼻から息を吸いながら徐々に力を抜く。5回繰り返す。

ドキドキ、ピリピリした**緊張**に

内関《ないかん》

精神的な緊張が高まったとき、副交感神経を優位にして血圧を鎮める効果の高いツボです。

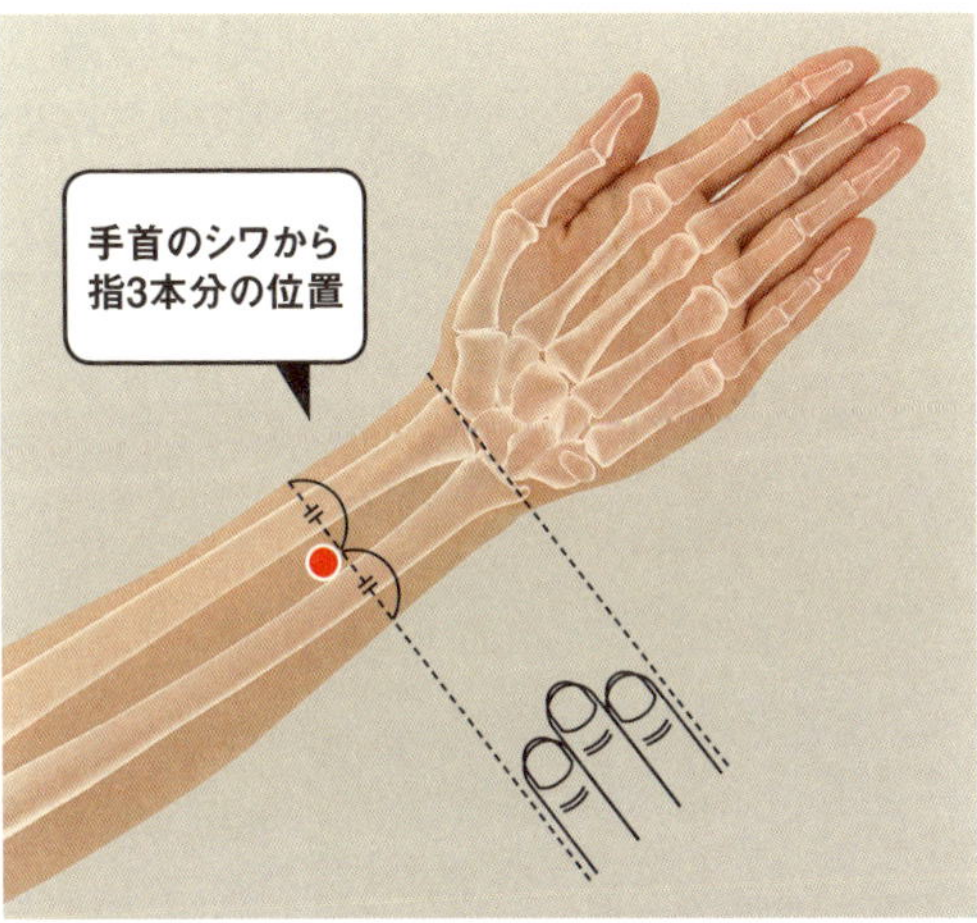
手首のシワから
指3本分の位置

見つけ方

手首の内側の横じわの中心に薬指をあて、ひじ方向に指幅3本分を測る。腕の内側の真ん中にある。

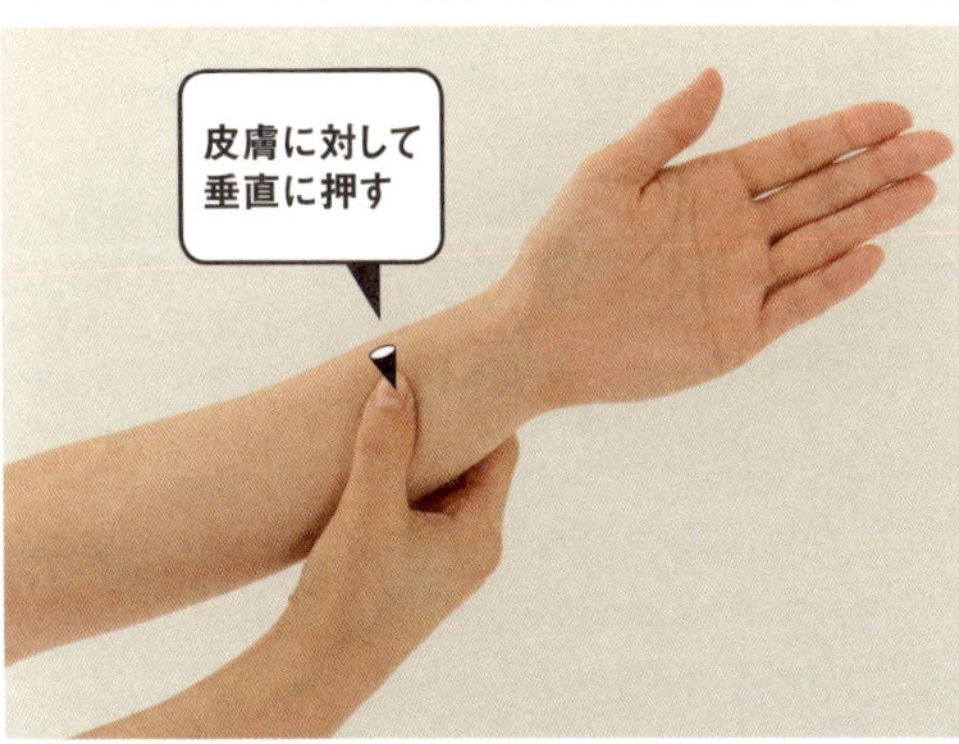
皮膚に対して
垂直に押す

押し方

ツボに親指の腹を当て、5秒間かけて口から息を吐きながら、皮膚に対して垂直に、徐々に力を加える。5秒間かけて息を鼻から吸いながら、徐々に力を抜く。5回繰り返す。

血管が切れそうな**怒り**に

合谷《ごうこく》

痛みや激しい怒りをおさめる「β-エンドルフィン」というホルモンが分泌されるツボです。

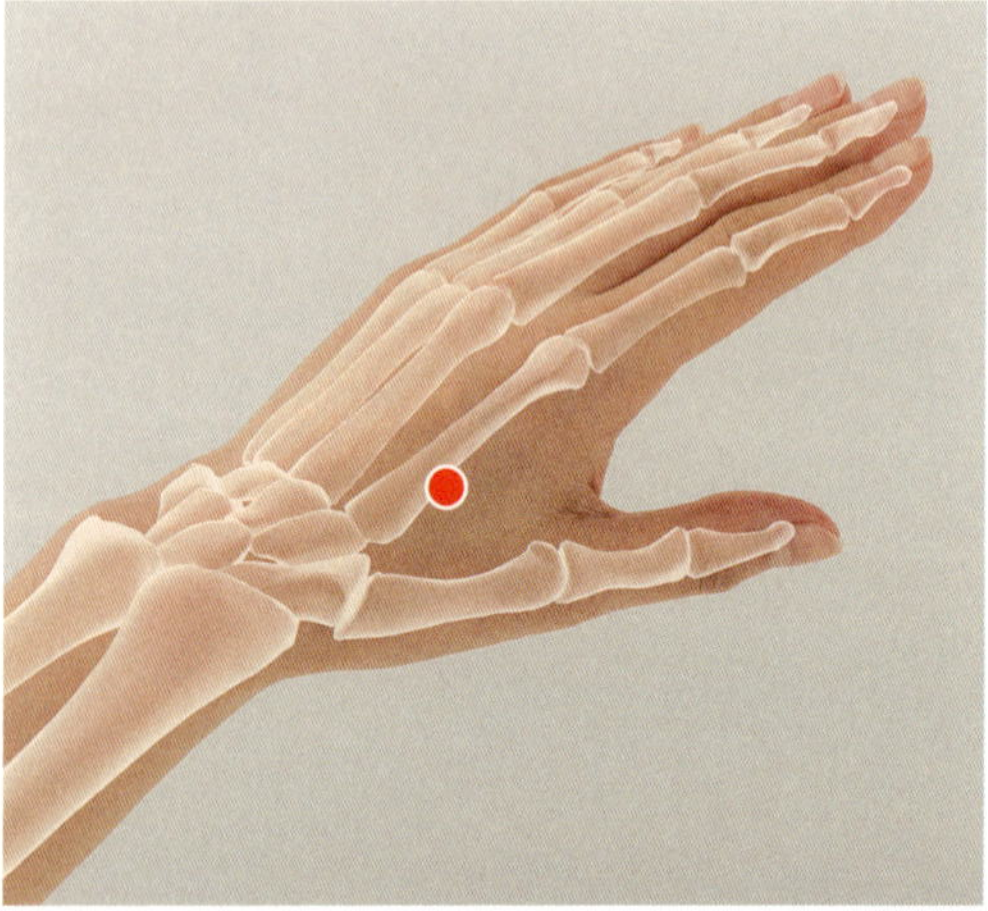

見つけ方

手の甲を上に向けて、親指と人差し指の骨が接している二股部分から、人差し指側にたどったところにあるツボ。

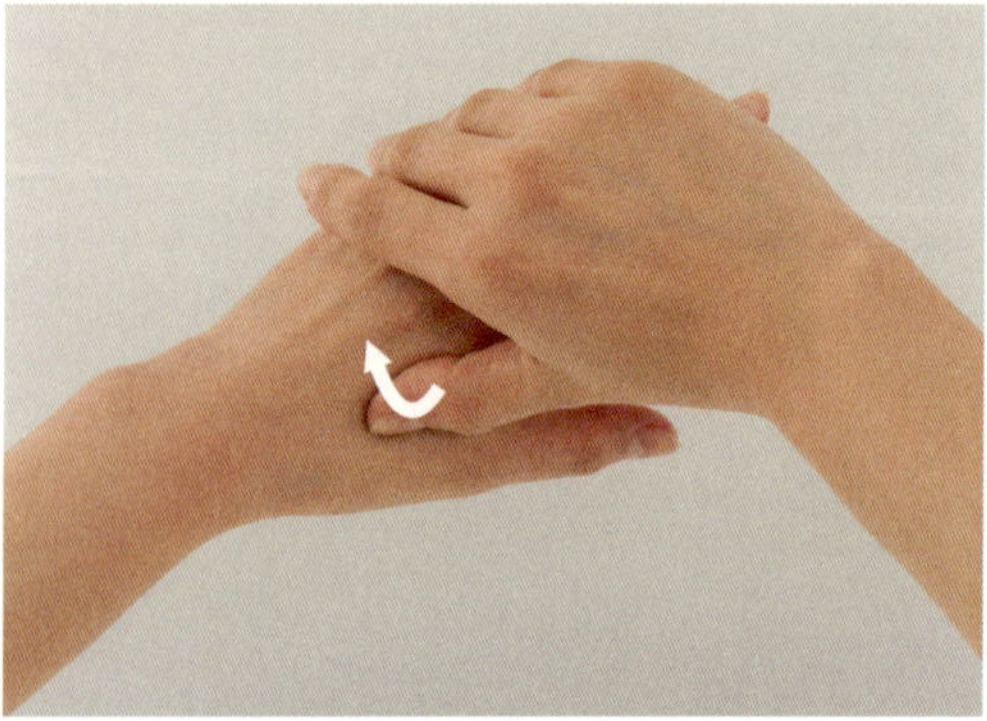

押し方

親指をツボに当て、人差し指の骨のキワにひっかけるようにして、ぐっと押し上げる。5秒間かけて口から息を吐きながら、徐々に力を加える。5秒間かけて鼻から息を吸いながら、徐々に力を抜く。左右で各5回繰り返す。

クヨクヨ、イライラなどの**ストレス**に

労宮《ろうきゅう》

クヨクヨ、イライラが収まらない、というときのメンタルの特効ツボ。

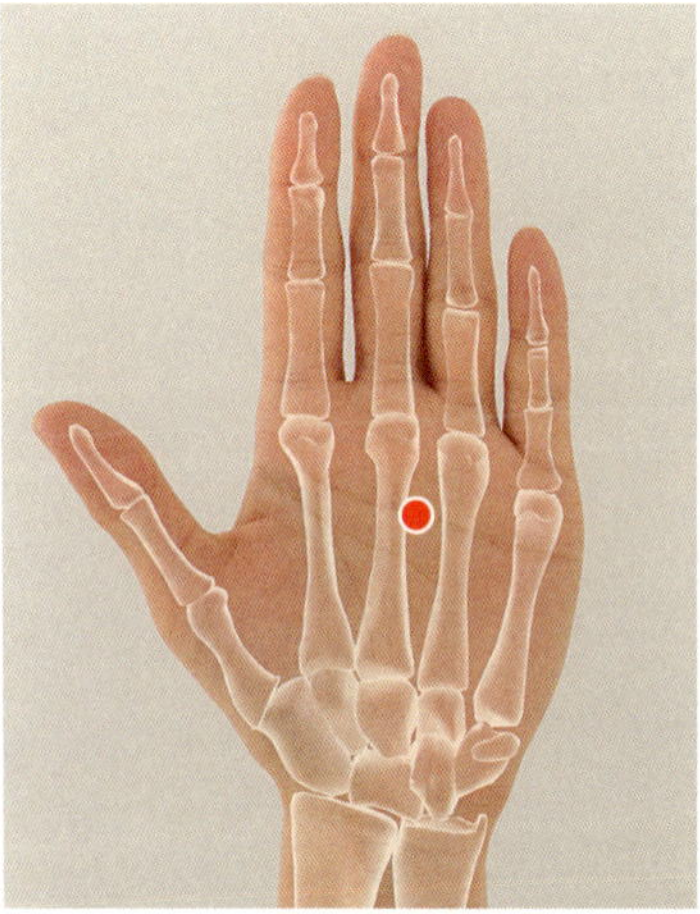

見つけ方

手のひらの中央よりも少し上にある。軽く握りこぶしを作ったときに、手のひらにくっつく中指と薬指の間。

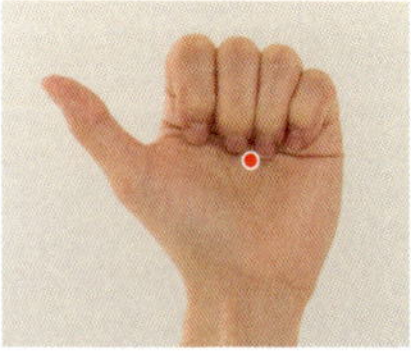

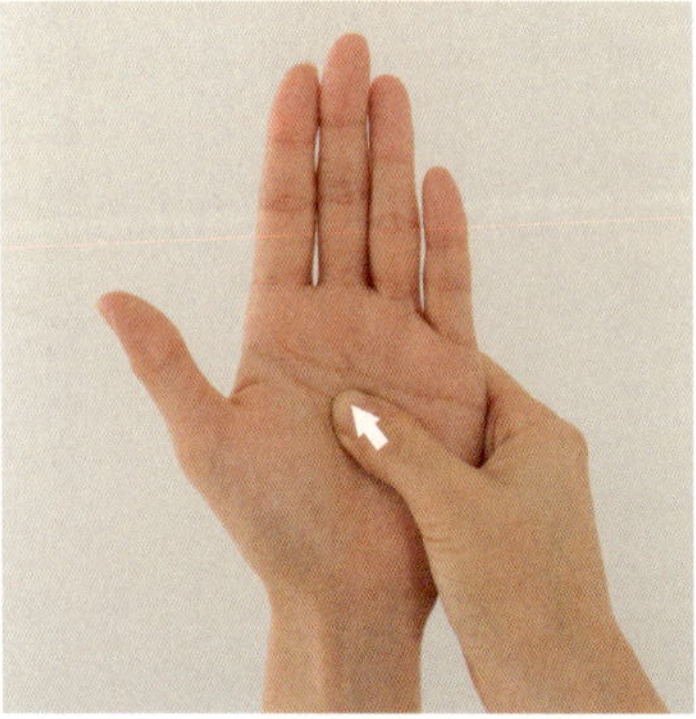

押し方

ツボに親指をセットし、垂直に少し押してから、人差し指の付け根に向かって押し上げるイメージでツーンとくるまで押す。5秒間かけて口から息を吐きながら、徐々に力を加える。5秒間かけて息を鼻から吸いながら、徐々に力を抜く。左右で各5回繰り返す。

高血圧体質を改善する
降圧ストレッチ

心肺機能と血管が若返る

高血圧になりやすい体質の根本にあるのは、「肺活量の低下」と「血管の老化」。加齢や運動不足によって肺活量が低下すると、必要な酸素量を脳や全身に送り届けることが困難に。また、血管が老化により硬くなることで、血流の流れが悪くなります。それをフォローすべく心臓が心拍数を上げることによって、血圧が上昇するのです。だからこそ実践したいのが「降圧ストレッチ」。心肺機能と血管の両方を若返らせて、血圧の上がりにくい体をつくります。

降圧ストレッチの狙い

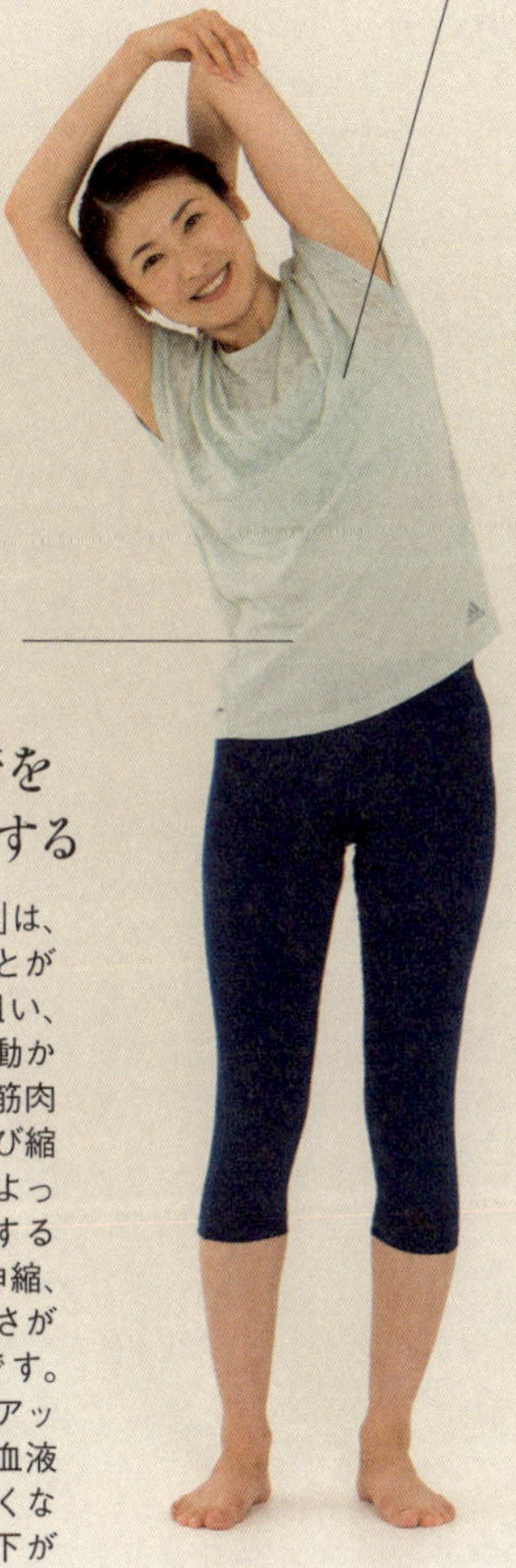

肺を若返らせて、酸素運搬力を高める

高血圧の原因となっているのが、心肺機能の衰えによる肺活量の低下。酸素を全身に送り届ける力が不足するのを心臓が補おうとしてポンプ力を高めた結果、血圧が上がってしまうのです。「降圧ストレッチ」は、肺がおさまっている胸郭をしっかり広げることで、肺を広げやすくなります。すると動きがよくなって肺が若返り、血圧が下がりやすくなります。

全身の筋肉を伸び縮みさせて血管をしなやかにする

「降圧ストレッチ」は、ふだん動かすことが少ない筋肉を狙い、ダイナミックに動かしていきます。筋肉をしっかりと伸び縮みさせることによって、筋肉に付随する血管も盛んに伸縮、血管にしなやかさがよみがえるのです。血液の運搬力もアップし、無理して血液を送る必要がなくなるため、血圧が下がります。

高血圧になりやすい!?

肺&血管年齢チェック

高血圧の原因となるのは、心肺機能の低下や、筋力低下による血管の老化。あなたの肺と血管の実年齢を、まずは確かめてみましょう。

☑ 肺年齢チェック

７項目のうち、多く当てはまるほど「肺年齢」が高く、心肺機能が弱っている危険性があります。

□ 階段10段を駆け上がると息が上がる

駅や自宅の階段を10段ほど軽く駆け上がっただけで心臓がバクバクする、息が上がってなかなか普通の呼吸に戻せないのは、心肺機能が衰えている証拠。

□ 運動習慣がない

慢性的な運動不足は心肺機能を確実に老化させます。運動習慣がない人は要注意。昔運動習慣があった人という人も、今動いていないならリスクは同じです。

□ タバコを吸っているor喫煙歴がある

喫煙習慣は、肺活量を落とします。また、タバコの煙で気管支や肺胞に慢性の炎症が起きると肺機能が徐々に低下。息切れを感じやすくなります。

□ 朝、立ちくらみがする

心肺機能が悪いと、全身に効率的に酸素を送ることが難しくなるため、朝、起きあがったときに立ちくらみがしたり、頭がぼーっとするのです。

□ 猫背

デスクワーク時間が長いと、猫背姿勢になりがち。胸郭をすぼめた状態が続くため、常に呼吸が浅くなり、肺活量低下の要因に。

□ 肥満気味

肥満は血液中の酸素が不足しがちに。少し駆け足をするだけでも心肺機能はフル稼働し、へとへとに。ますます動くのがおっくうになる、という悪循環が生じます。

□ 口呼吸

鼻炎があるとどうしても口呼吸になりやすく、呼吸が浅くなるために肺も衰えます。さらに、口呼吸は肺炎、気管支炎などの感染症に罹りやすくなるというリスクも。

☑ 血管年齢チェック

日頃、筋肉を動かしていないと、筋肉の周囲にある血管の動きも悪くなっています。できない数の多さだけ、血管年齢は高くなります。

□ 脚を伸ばして座り、つま先に触れない

太ももの裏のハムストリングスの柔軟性をチェック。床に座って両脚を伸ばし、前屈する。両手でつま先を一瞬だけでも触れなければNG。腰を痛める危険があるので、無理は禁物。

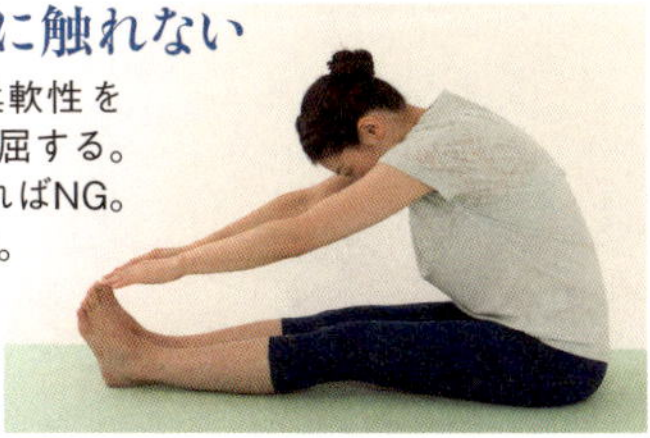

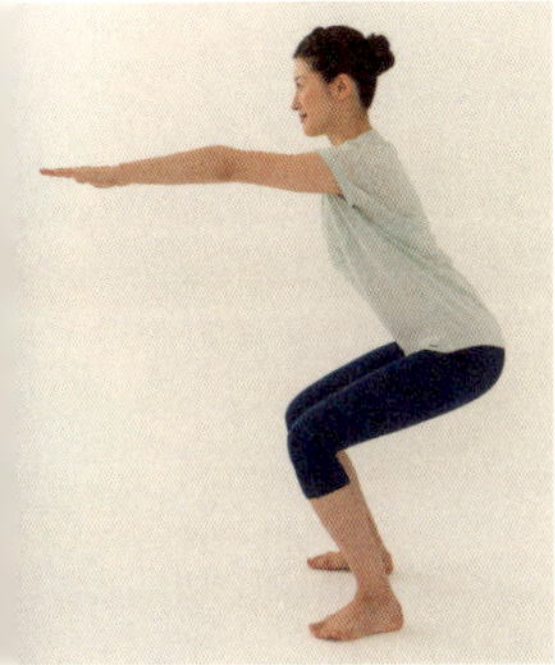

□ スクワットを続けて5回できない

太ももの前側の大腿四頭筋の筋力チェック。両手を胸の正面にまっすぐ伸ばし、腰を落とせるところまで落とす。このスクワットを5回連続してできるかチェック。

□ 頭の上で手を組んで、ぴんと伸ばせない

肩の後ろ側の柔軟性チェック。両手を組み、手のひら側を上に向けます。痛みや引っかかりを感じず、頭の真上まで両腕をぴんと伸ばせればOK。

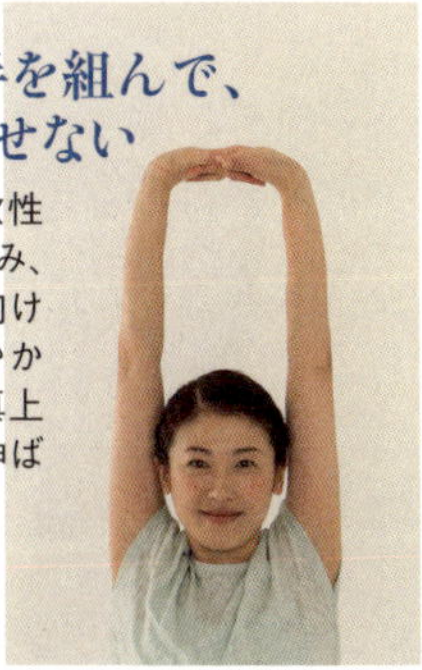

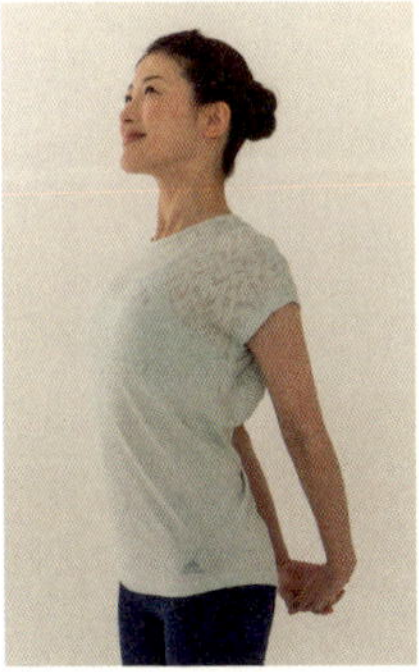

□ 体の後ろで手を組んで、腕をぴんと伸ばせない

胸全体と、背中側の僧帽筋の柔軟性チェック。両手を体の後ろ側で組みます。顔は上向きにして胸を張ります。この状態で両腕をぴんと伸ばせたら合格です。

胸のストレッチ

縮こまりがちな胸から腹の
筋肉を伸ばして刺激する

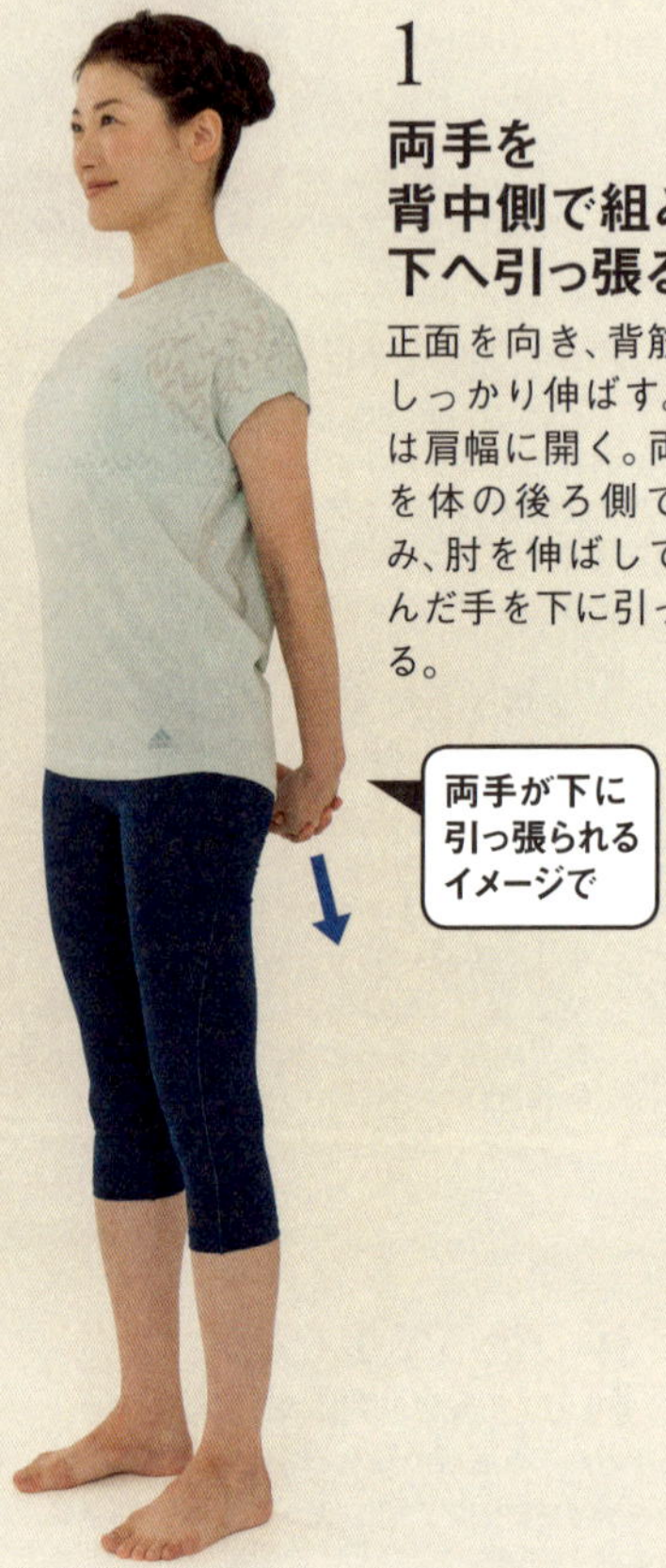

1

**両手を
背中側で組み
下へ引っ張る**

正面を向き、背筋をしっかり伸ばす。足は肩幅に開く。両手を体の後ろ側で組み、肘を伸ばして組んだ手を下に引っ張る。

全身の筋肉を刺激して血管を柔軟にする、胸周りの筋肉を動かすことで心肺機能を高める、ダブルの降圧効果があるプログラムです。

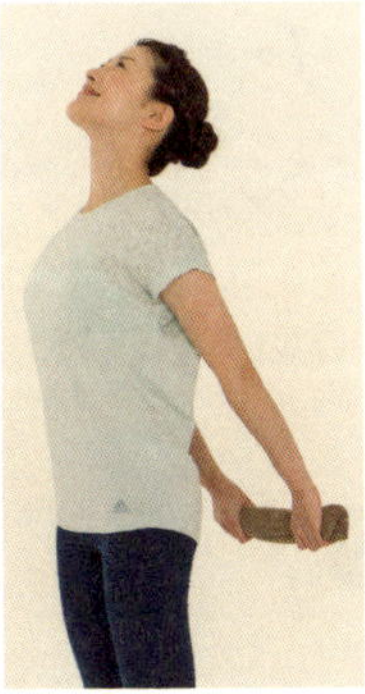

できない人は…

背中で両手が組めない、もしくは痛くて肘が伸びない人は、長さ半分に折ったフェイスタオルの端を左右の手でもって行うとやりやすい。

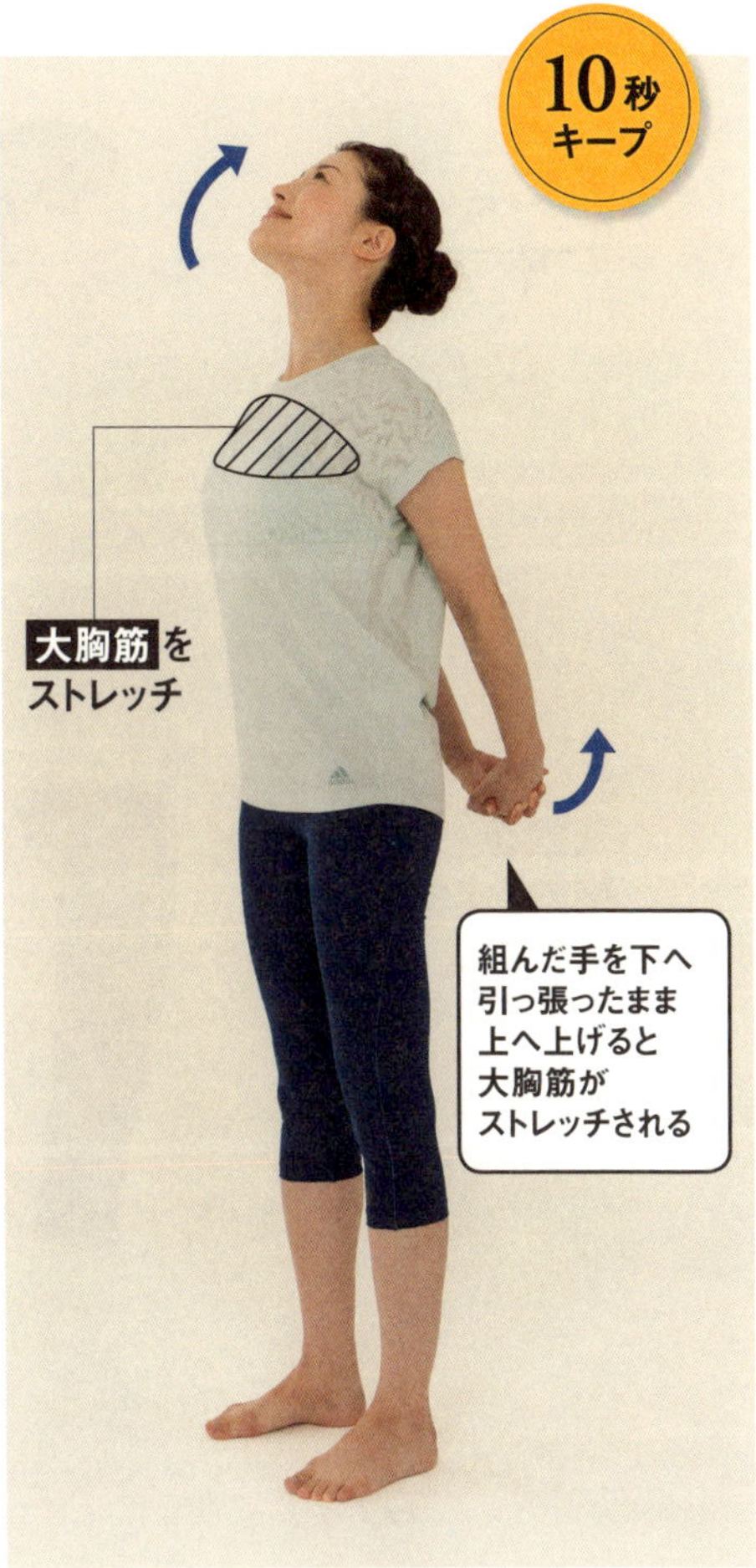
10秒キープ
大胸筋をストレッチ
組んだ手を下へ引っ張ったまま上へ上げると大胸筋がストレッチされる

2

胸を張り、両手を背中から離す

胸を張って組んだ手を下へ引っ張りながら、できるところまでゆっくりと上げる。同時にあごを上げて顔を上に向ける。胸を張った状態で10秒キープする。

背中のストレッチ

日ごろ動かさない大きな筋肉がある
背中を確実に刺激する

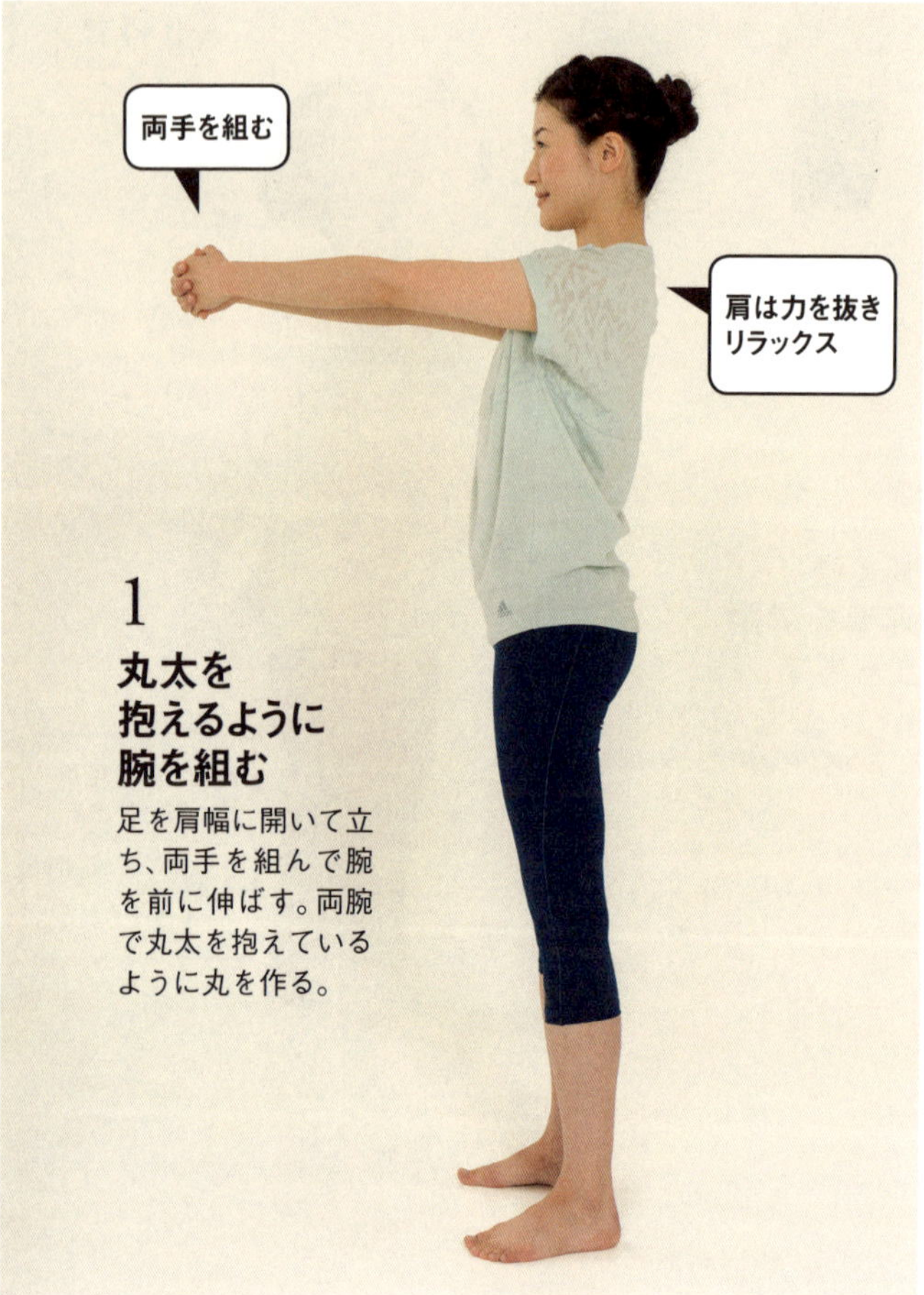

1

**丸太を
抱えるように
腕を組む**

足を肩幅に開いて立ち、両手を組んで腕を前に伸ばす。両腕で丸太を抱えているように丸を作る。

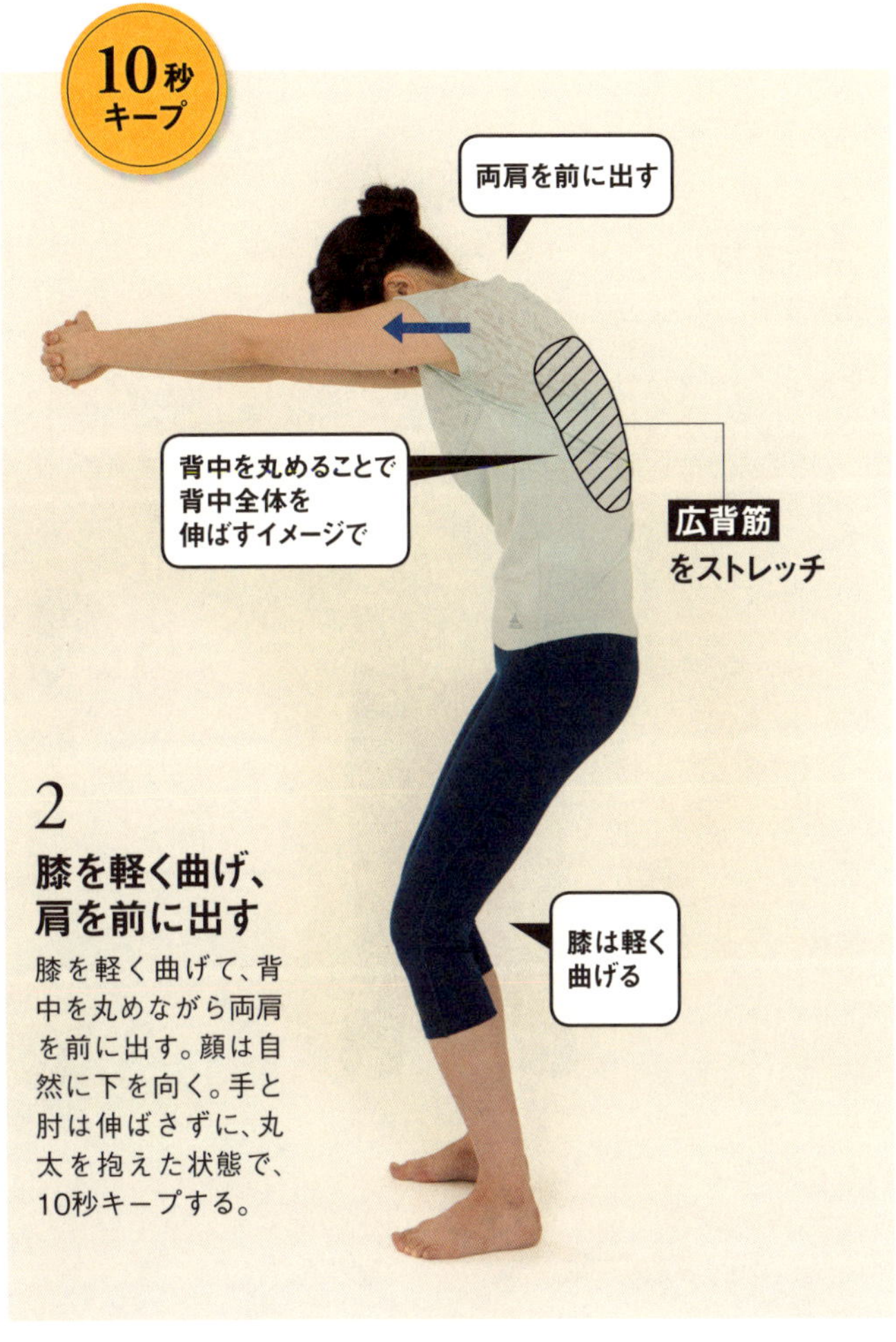
10秒
キープ
両肩を前に出す
背中を丸めることで
背中全体を
伸ばすイメージで
広背筋
をストレッチ
膝は軽く
曲げる

2

膝を軽く曲げ、肩を前に出す

膝を軽く曲げて、背中を丸めながら両肩を前に出す。顔は自然に下を向く。手と肘は伸ばさずに、丸太を抱えた状態で、10秒キープする。

脇のストレッチ

動きの少ない脇を伸ばして
体側全体を刺激する

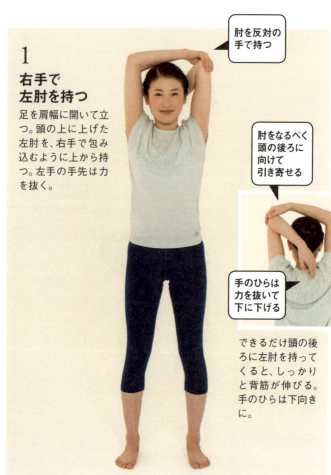

1

右手で左肘を持つ

足を肩幅に開いて立つ。頭の上に上げた左肘を、右手で包み込むように上から持つ。左手の手先は力を抜く。

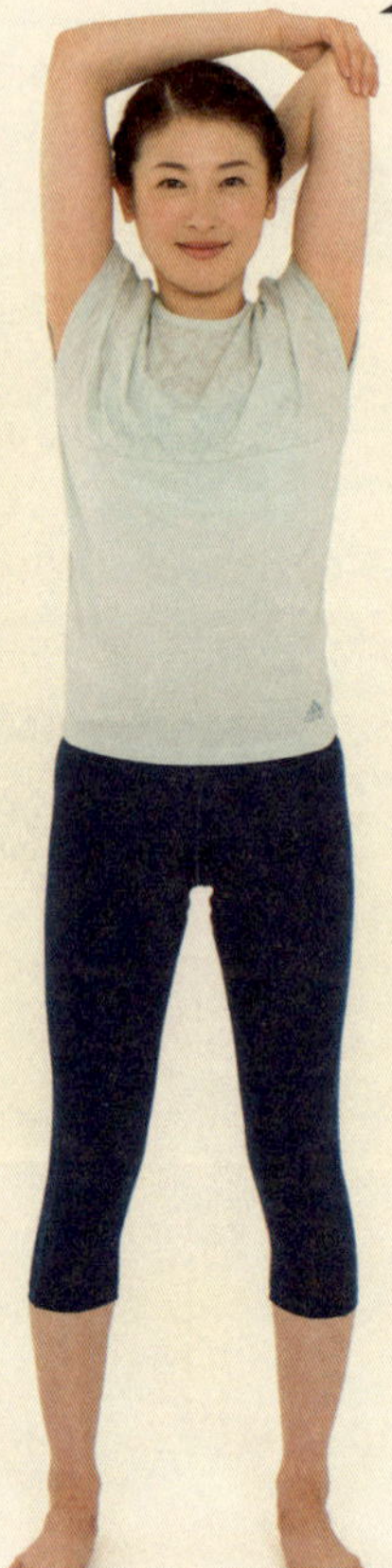
肘を反対の手で持つ

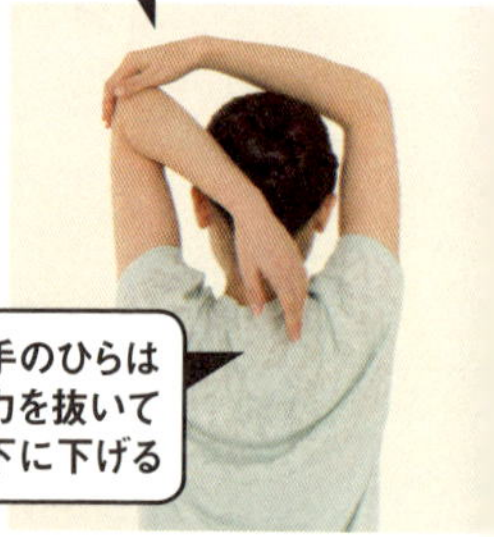
肘をなるべく頭の後ろに向けて引き寄せる
手のひらは力を抜いて下に下げる

できるだけ頭の後ろに左肘を持ってくると、しっかりと背筋が伸びる。手のひらは下向きに。

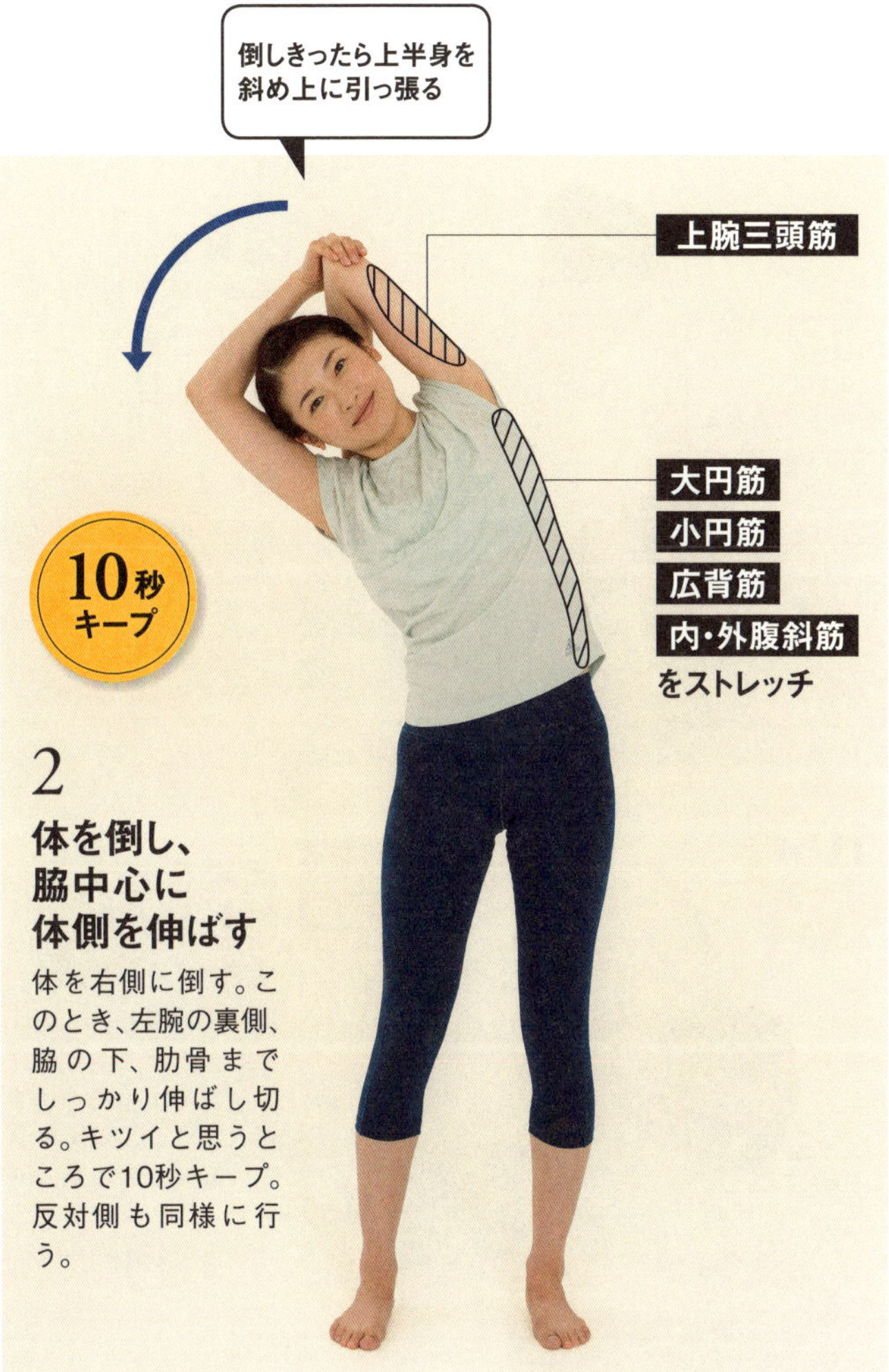
倒しきったら上半身を
斜め上に引っ張る
上腕三頭筋
大円筋
小円筋
広背筋
内・外腹斜筋
をストレッチ
10秒
キープ

2

体を倒し、脇中心に体側を伸ばす

体を右側に倒す。このとき、左腕の裏側、脇の下、肋骨までしっかり伸ばし切る。キツイと思うところで10秒キープ。反対側も同様に行う。

腰のストレッチ

背中から腰の広範囲を刺激しながら
腰痛予防にも効果的

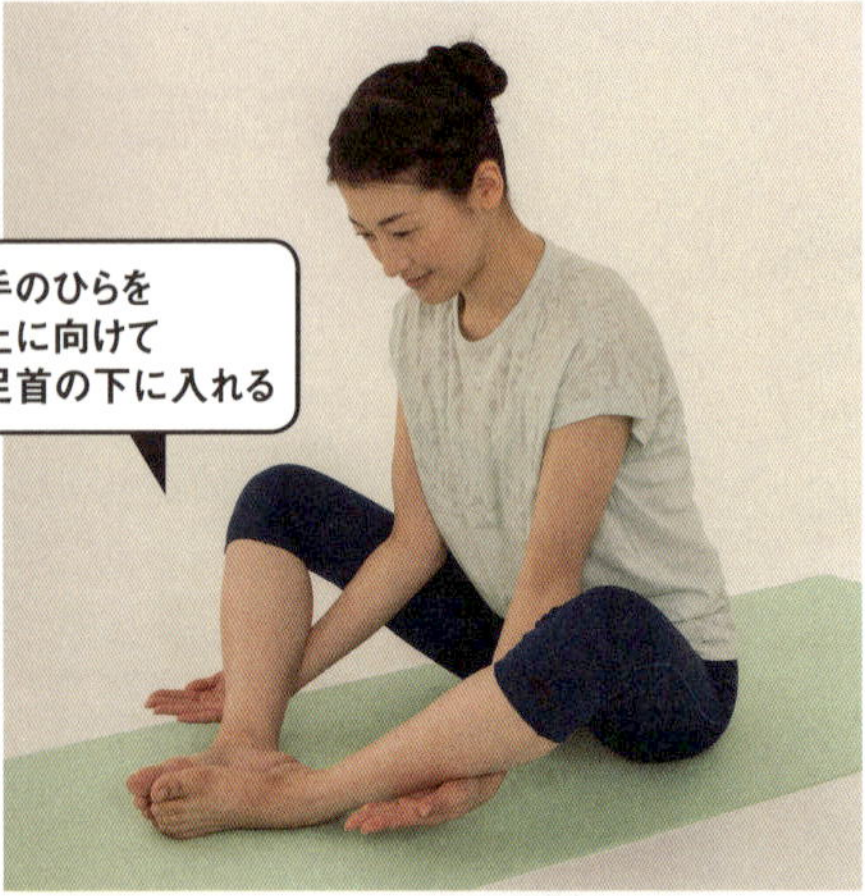
手のひらを
上に向けて
足首の下に入れる

1

**足裏を
合わせて座り、
手のひらを
差し込む**

床に座り、両足の裏を合わせて座る。両手のひらを足首に当てるように差し込む。

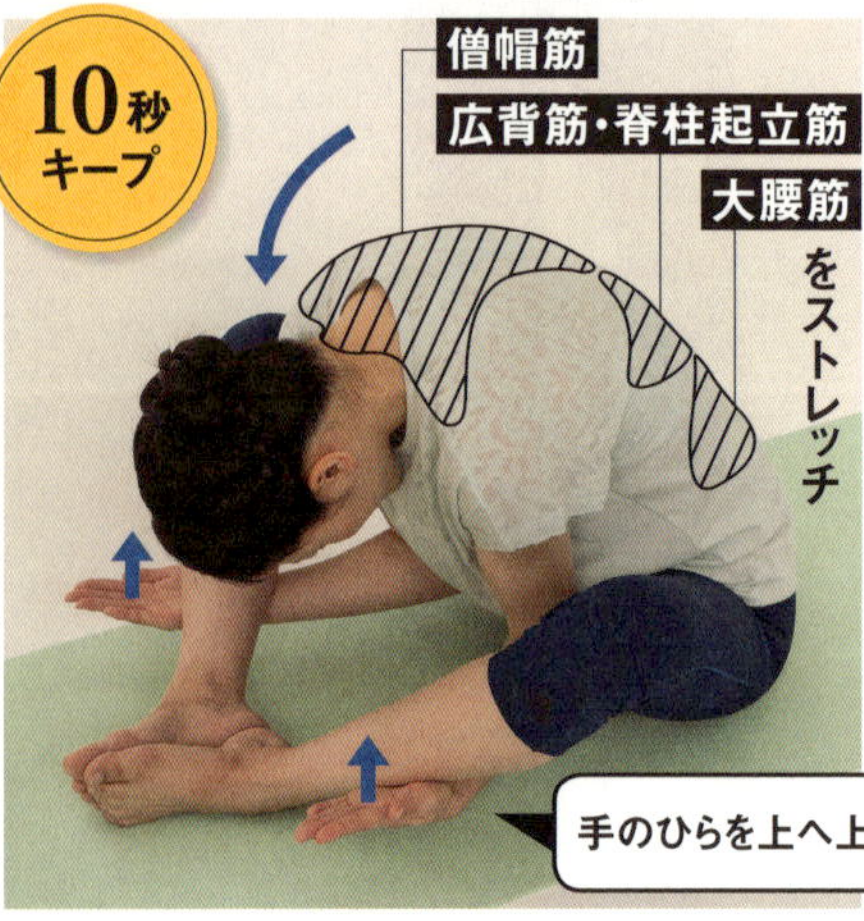
10秒
キープ
僧帽筋
広背筋・脊柱起立筋
大腰筋
をストレッチ
手のひらを上へ上げる

2

**両手を上へ
持ち上げる
イメージで前屈**

脚の下に差し込んだ両手を上へ持ち上げるイメージで上半身を引き寄せると、広範囲の背中の筋肉がストレッチされる。キツイと思うところで10秒キープ。

脚のストレッチ

太もも前の筋肉を刺激。
歩くのがラクになる効果も

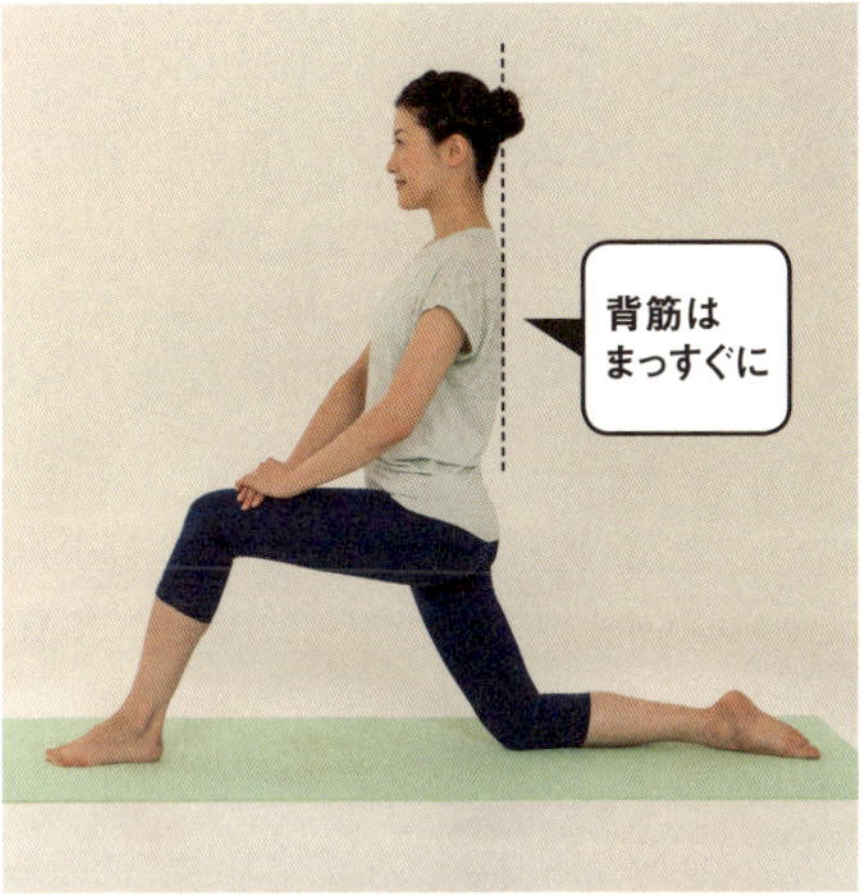
背筋は
まっすぐに

1

片足を前に、反対側は膝をつく

太ももの前側の筋肉をストレッチ。片足を前に、反対の足は膝をつく。背筋はしっかり伸ばし、両手は膝の上におく。

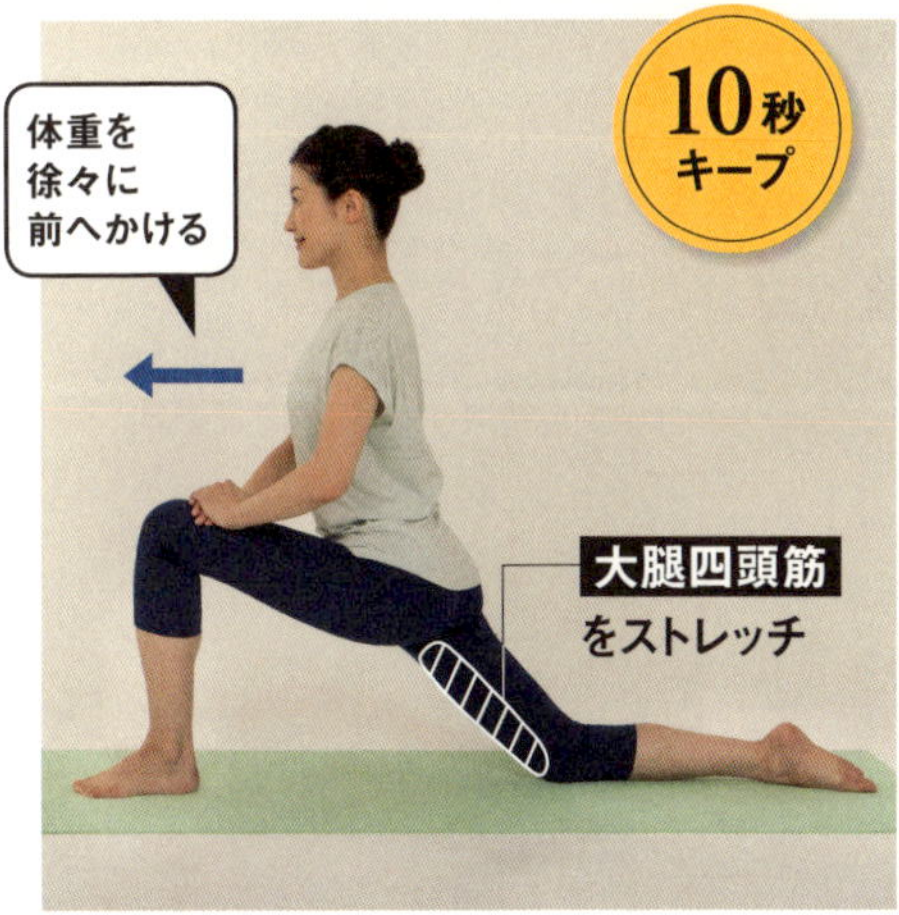
体重を
徐々に
前へかける
10秒
キープ
大腿四頭筋
をストレッチ

2

体重を前へかける

体重を徐々に前へかけていく。このとき、上半身は倒さず、背筋は伸ばしたまま10秒キープ。反対側も同様に。

おなかのストレッチ

上半身の前面、首・胸・腹の
広範囲の筋肉を一度に刺激する

1
うつぶせになり、あごを床につける

うつぶせになり、手のひらを床につけ、あごを床につける。手足の指先を伸ばす。

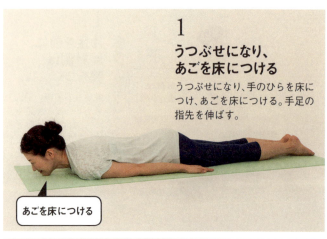

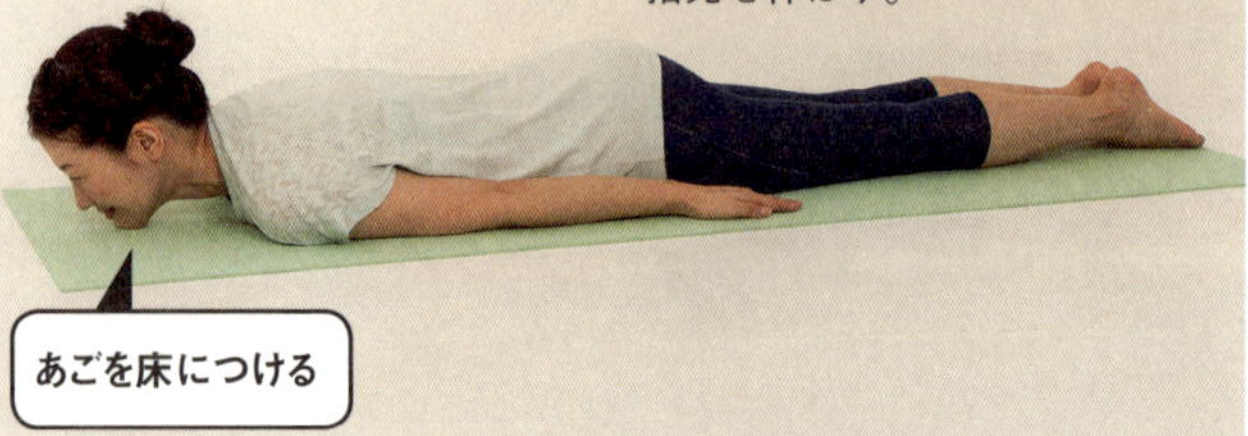
あごを床につける

2
肘を伸ばしてゆっくりと上半身を起こす

手のひらを肩の下に移動、肘を伸ばしながら上半身をゆっくりと起こす。

腰痛の人は×!

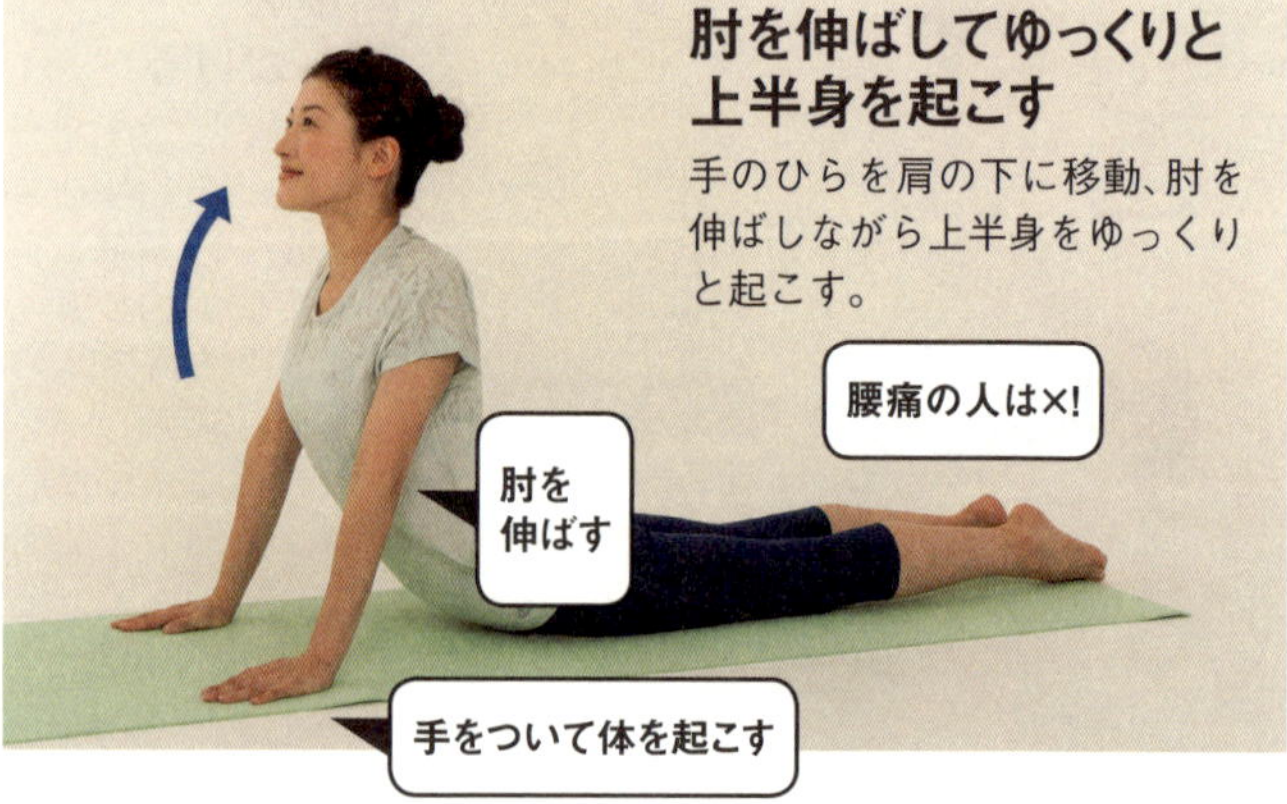
肘を
伸ばす
手をついて体を起こす

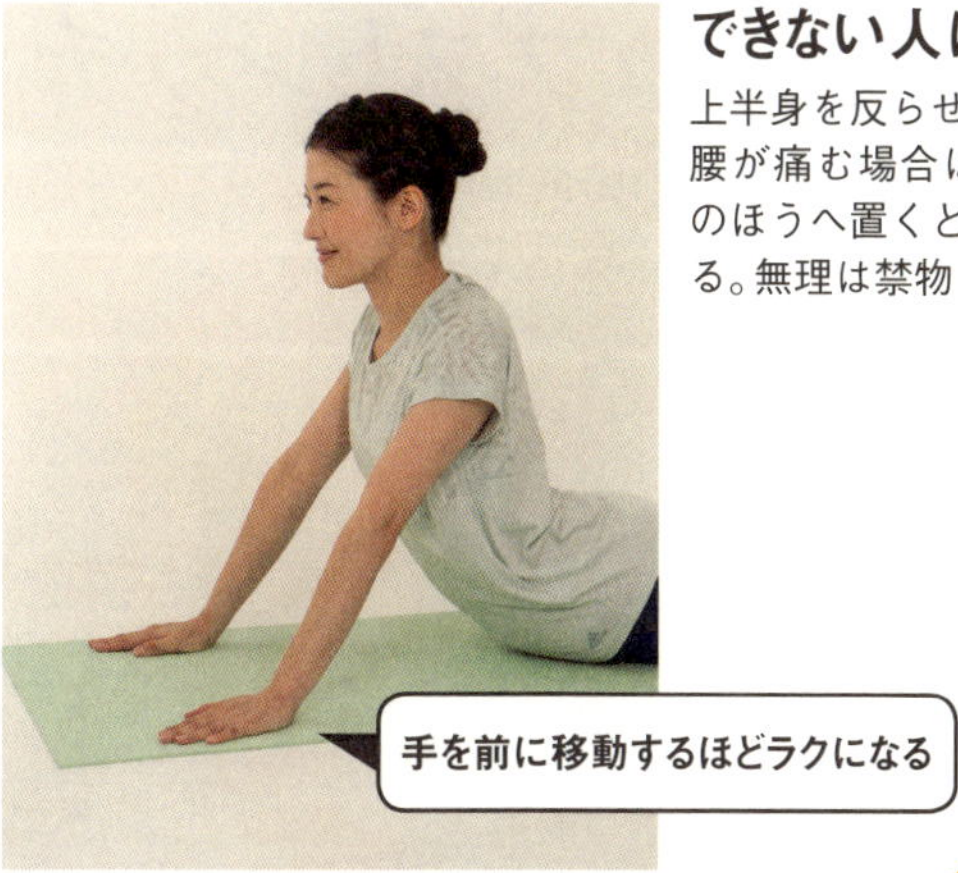
手を前に移動するほどラクになる

できない人は…

上半身を反らせたときに腰が痛む場合は、手を前のほうへ置くとラクになる。無理は禁物！

10秒キープ

3

顔を上に向け、おなかをしっかり伸ばす

2の姿勢のまま、顔をゆっくりと上に向ける。このとき、腰が浮かないようにする。おなかが伸びているのを意識しながら10秒キープする。

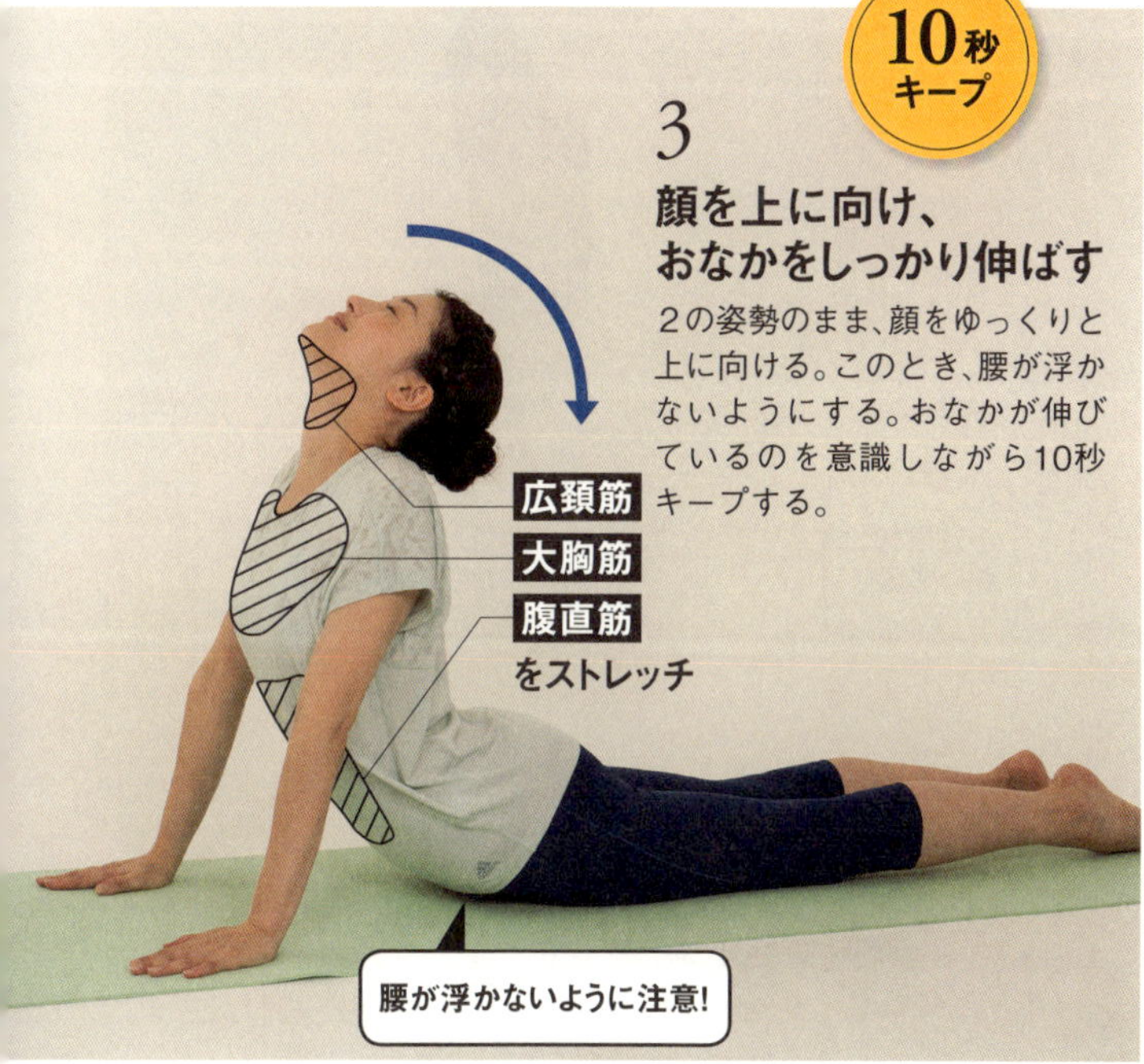
広頚筋
大胸筋
腹直筋
をストレッチ
腰が浮かないように注意!

心肺機能アップストレッチ

おなかと背中の呼吸筋を
交互に刺激して呼吸を深くする

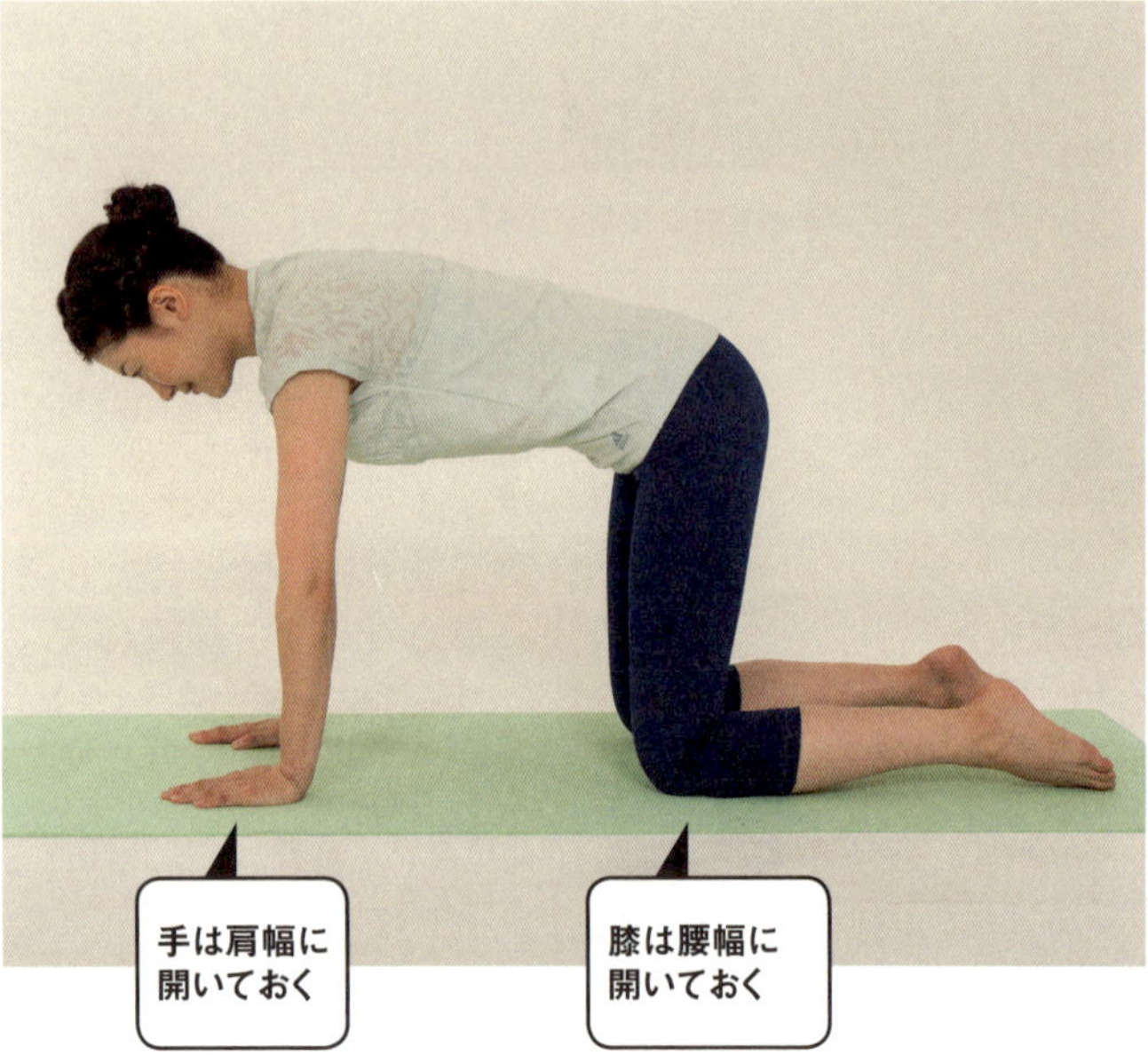

手は肩幅に
開いておく
膝は腰幅に
開いておく

1

四つんばいになり顔は下向きに

膝は腰幅、手は肩幅に開いて四つんばいになり、
背中をまっすぐに伸ばす。顔は下向きに。

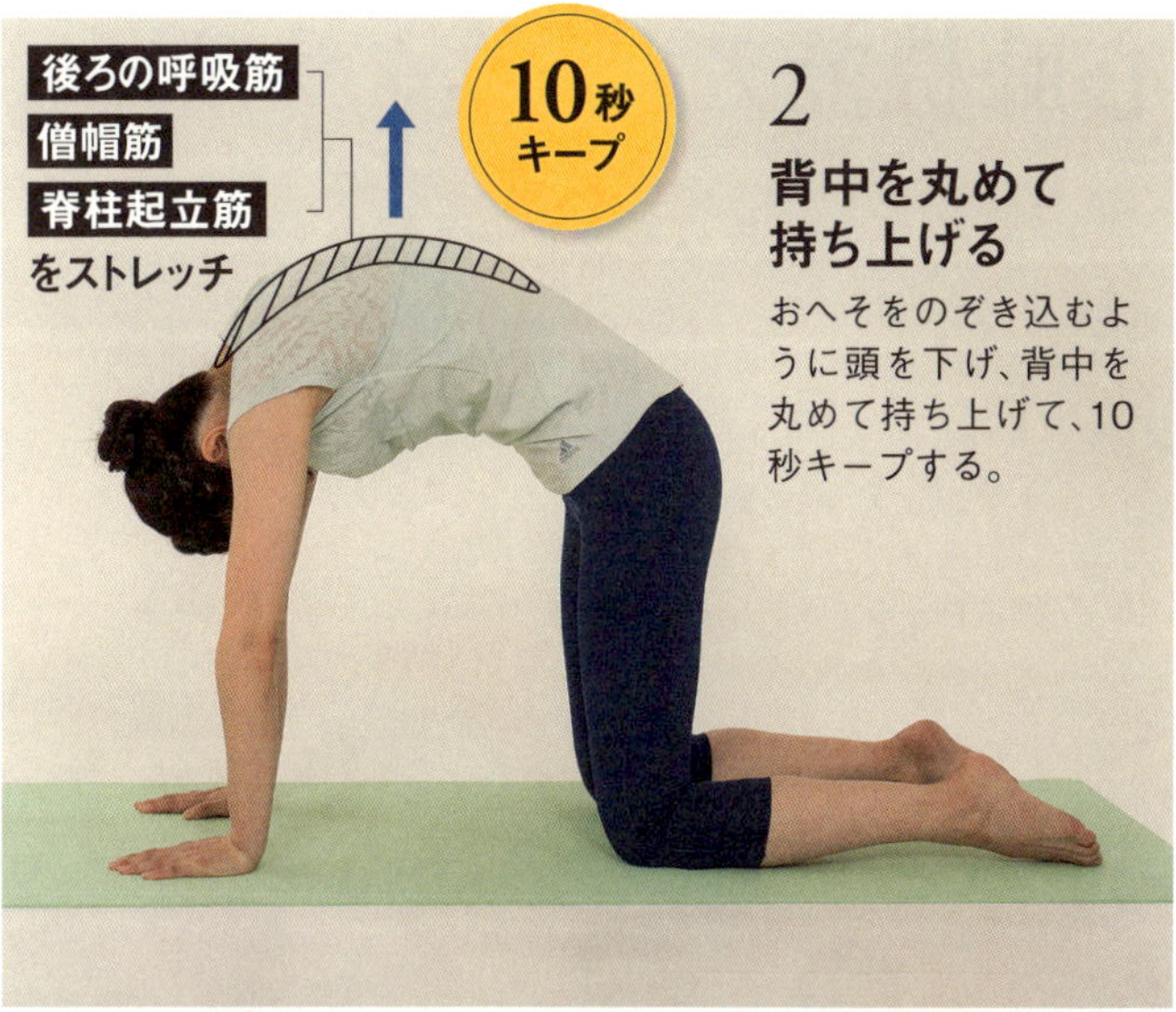
10秒
キープ
後ろの呼吸筋
僧帽筋
脊柱起立筋
をストレッチ

2

背中を丸めて持ち上げる

おへそをのぞき込むように頭を下げ、背中を丸めて持ち上げて、10秒キープする。

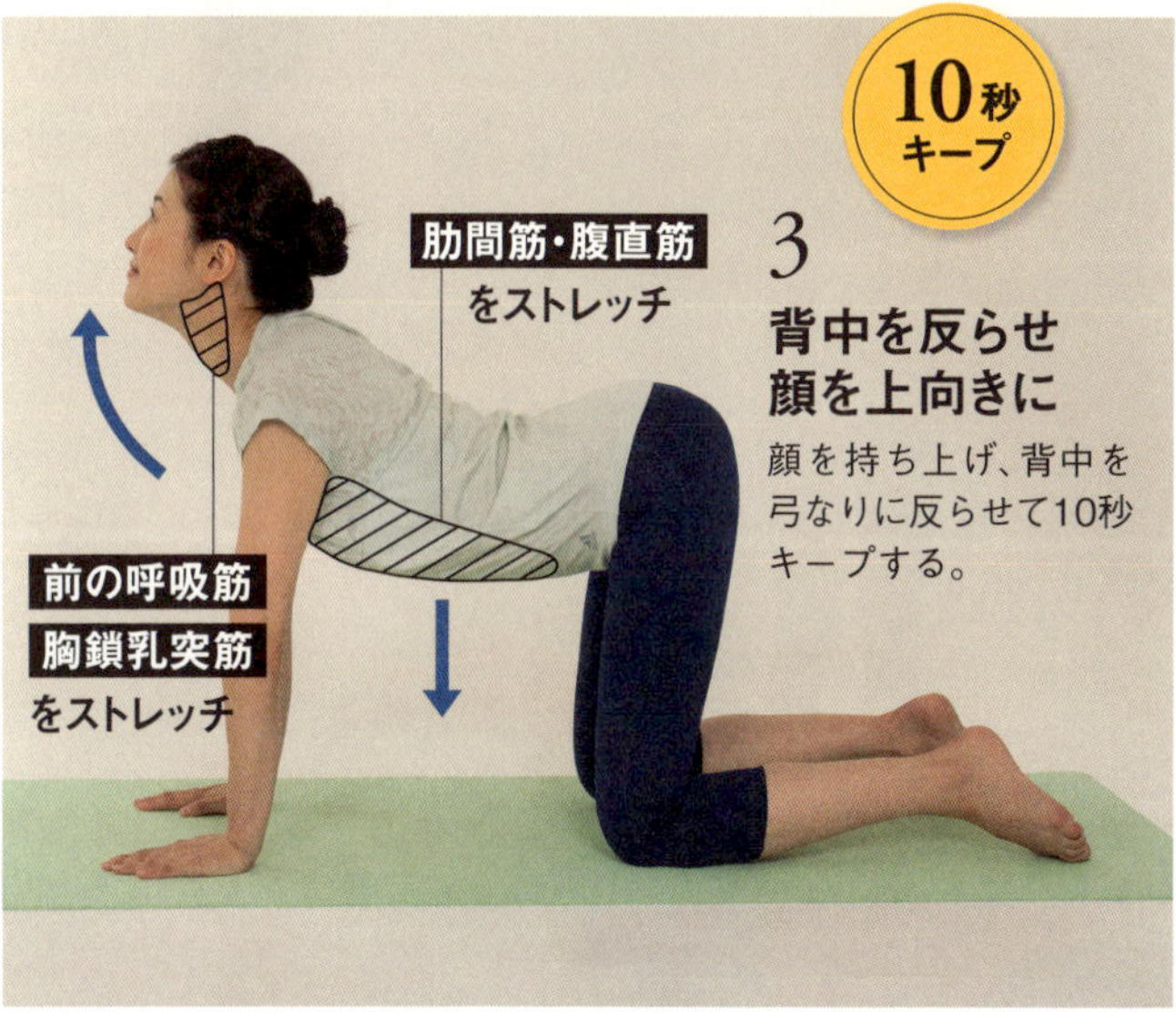
10秒
キープ
肋間筋・腹直筋
をストレッチ
前の呼吸筋
胸鎖乳突筋
をストレッチ

3

背中を反らせ顔を上向きに

顔を持ち上げ、背中を弓なりに反らせて10秒キープする。

心肺機能アップエクササイズ

室内でもできる!　その場ダッシュ&
エア縄跳びで肺と心臓を鍛える

1

その場ダッシュ

その場ダッシュを30秒行う。できるだけ手足を素早く動かす。

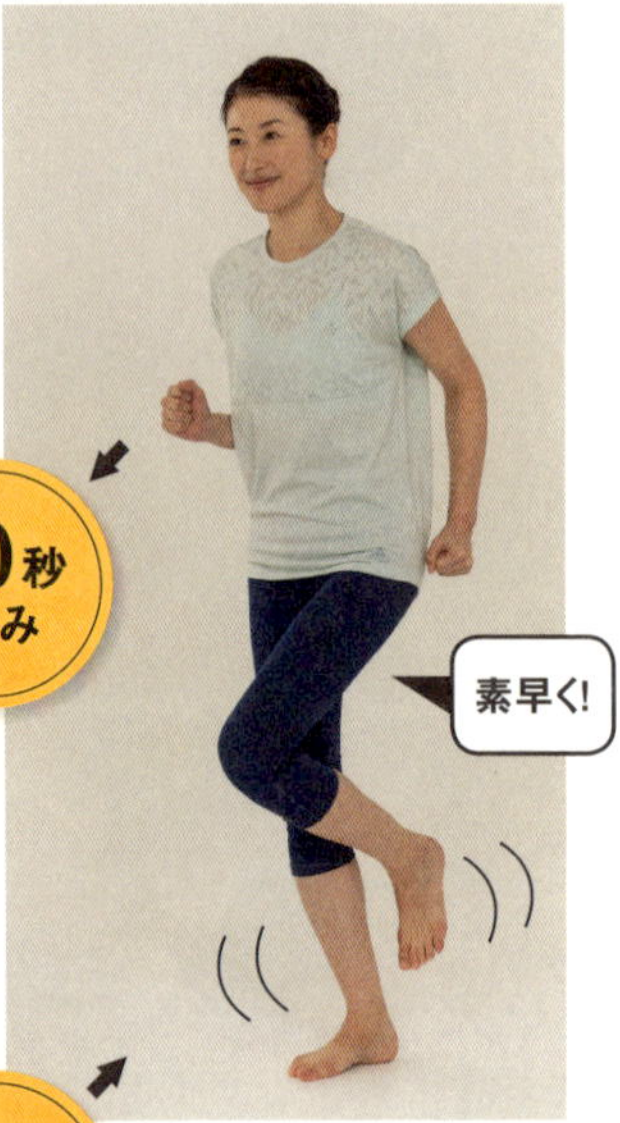

10秒休み

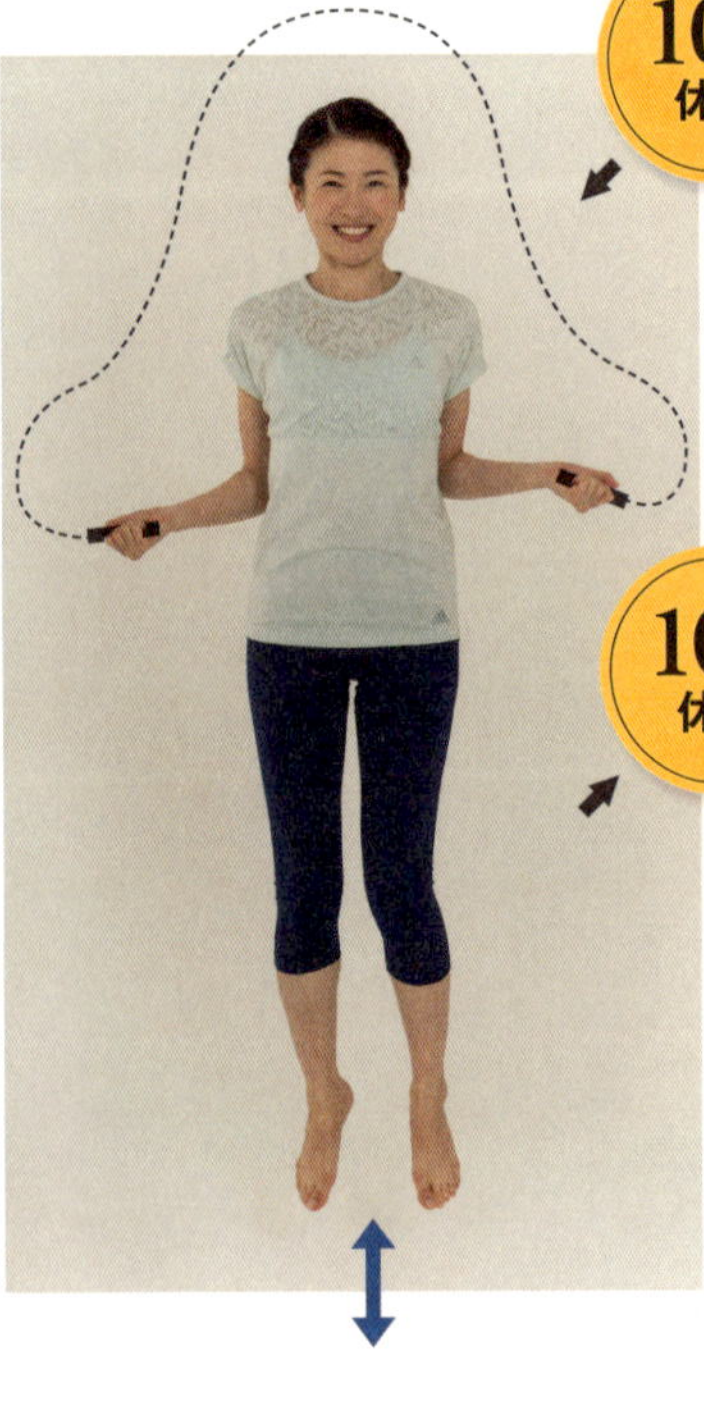

10秒休み

2

エア縄跳び

縄を持っているつもりで30秒間エア縄跳びをする。慣れてきたら飛ぶ速度を速くする。10秒の休憩をはさみながら、1、2を3～4回繰り返す。

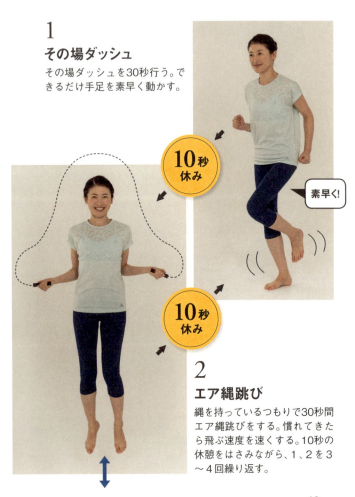

第2章

「高血圧」の正体

そもそも「高血圧」とは何を意味するのか。
医師が指針にしている基準値は誰によって
どのように決められたのか。
さらに「本当に注意すべき高血圧」
について、正しく知りましょう。

高血圧の体に起きていること

まずはじめに、中高年のみなさんを怖がらせている「高血圧」の正体について明らかにしていきましょう。

まず、「高血圧っていったい何？」と聞かれたらなんと答えるでしょうか。「決められた基準値よりオーバーしているのが高血圧なんだよ」「放っておくと、心筋梗塞や脳梗塞になって、体にまひが残ったり、突然死するかもしれないらしい」「薬を飲んで血圧を基準値内に下げるのが一番安心らしい」というのが一般的な答えだと思います。

しかし、じつはこのような回答はいずれも、正解とはいえません。

その理由を、これからお話ししていきましょう。

そもそも、血圧とは？

私たちの心臓は、力強いポンプ作用によって24時間休むことなく、全身に血液を送り出しています。心臓の収縮によって血管内に生じる圧力のことを「血圧」といいます。血液が重力に逆らって脳にまで届き、また、内臓だけでなく手先、足先まで行きわたるのは、この血圧があってこそ。

血圧は、その圧力を水銀柱の高さに換算して「mmHg」という単位で表します。現在では血圧は電子血圧計で計測するほうが一般的になっていますが、この単位は、聴診器で血管の音を聞き取りながら水銀柱の目盛りを読み取る水銀式血圧計の時代に作られた単位です。「Hg」とは、水銀の元素記号のこと。たとえば、血圧が150mmHgということは、水銀の柱を15㎝押し上げる力を持つ、ということを表します。水銀は水よりも13倍の比重を持つので、

血圧が150の人は、水で測れば2メートル近くの水を噴き上げるほどの強い力で血液を押し出しているということを意味します。

血液を送り出す心臓は、ポンプのように収縮したり、拡張したりを繰り返しています。ですから、心臓が収縮するときと拡張するときでは、血管にかかる圧力が変わります。

●心臓が収縮して血液を送り出したときに動脈に加わる圧力が、収縮期血圧（最大血圧）＝上の血圧

●心臓が拡張して血液をためこむときの動脈に加わる圧力が、拡張期血圧（最低血圧）＝下の血圧

ただし、この数値も決して一定であるわけではありません。血圧は、一日の中でも激しく変動をしています。

朝は一日の活動をはじめるために血圧は上がり、就寝とともに下がり、睡眠中は最も低くなります。

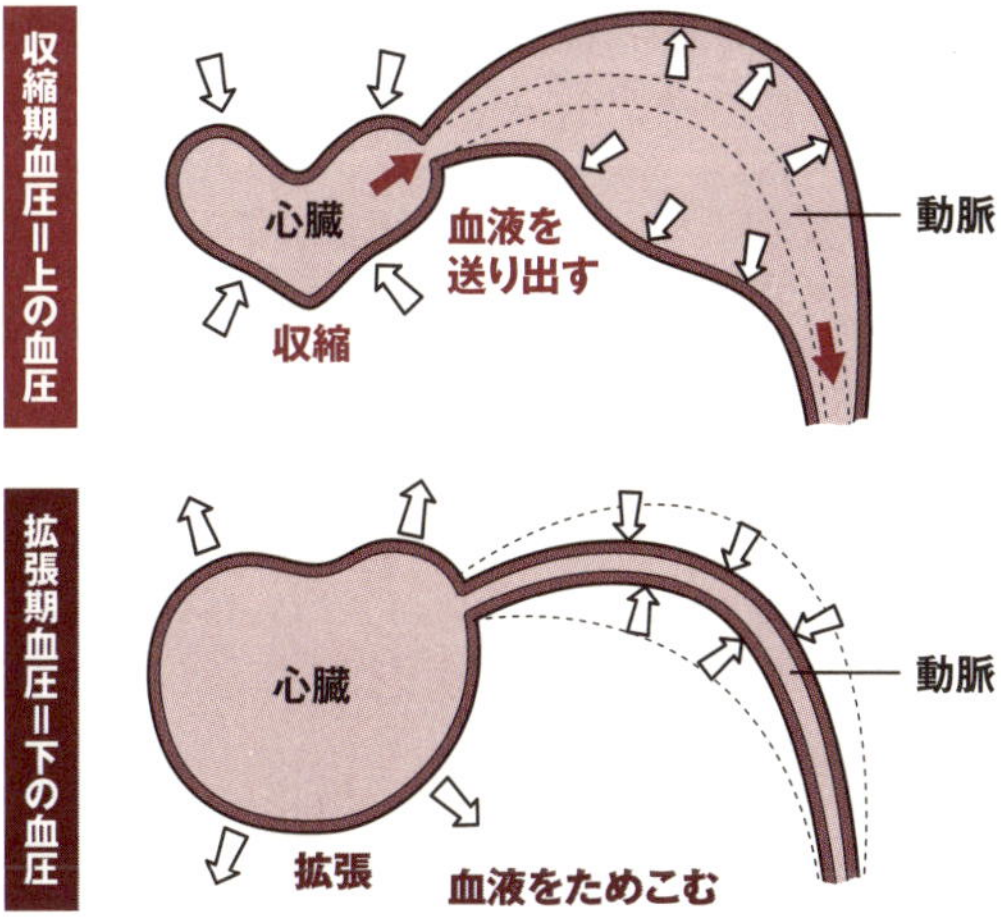

また、激しい運動をすれば筋肉や脳にたくさんの酸素を届けるために心臓はポンプ機能を高めて血圧を上げます。血圧を上げることによって細胞のすみずみにまで多くの血液を送り込むことができるからです。また、ストレスを感じるだけでも心臓がドキドキして血圧が上がる。これもちゃんと意味があります。危機的状況に対して対応をするために、筋肉、そして脳に酸素と栄養分を補給するためです。

「高血圧」基準値は誰がいつ決めたのか

では、何をもって「高血圧」と言うのでしょう。

現在、医療者が高血圧治療の教科書にしているのが「日本高血圧学会」の「高血圧治療ガイドライン2014」に定められた数値です（図2参照）。

世界保健機関（WHO）の調査によると、25歳以上で高血圧と診断される人は、2008年に世界で10億人を超えたとのこと。このことから「25歳以上の3人に1人は高血圧である。早期予防を」とWHOは呼びかけています（World Health Day 2013: measure your blood pressure, reduce your risk）。

日本でも高血圧性疾患の総患者数は増加の一途をたどっているという事実は前述したとおり。

しかし、そもそもどうしてこんなに高血圧の人が多いのでしょう。そこに

図2　**医療者が目安にしている日本高血圧学会の数値**

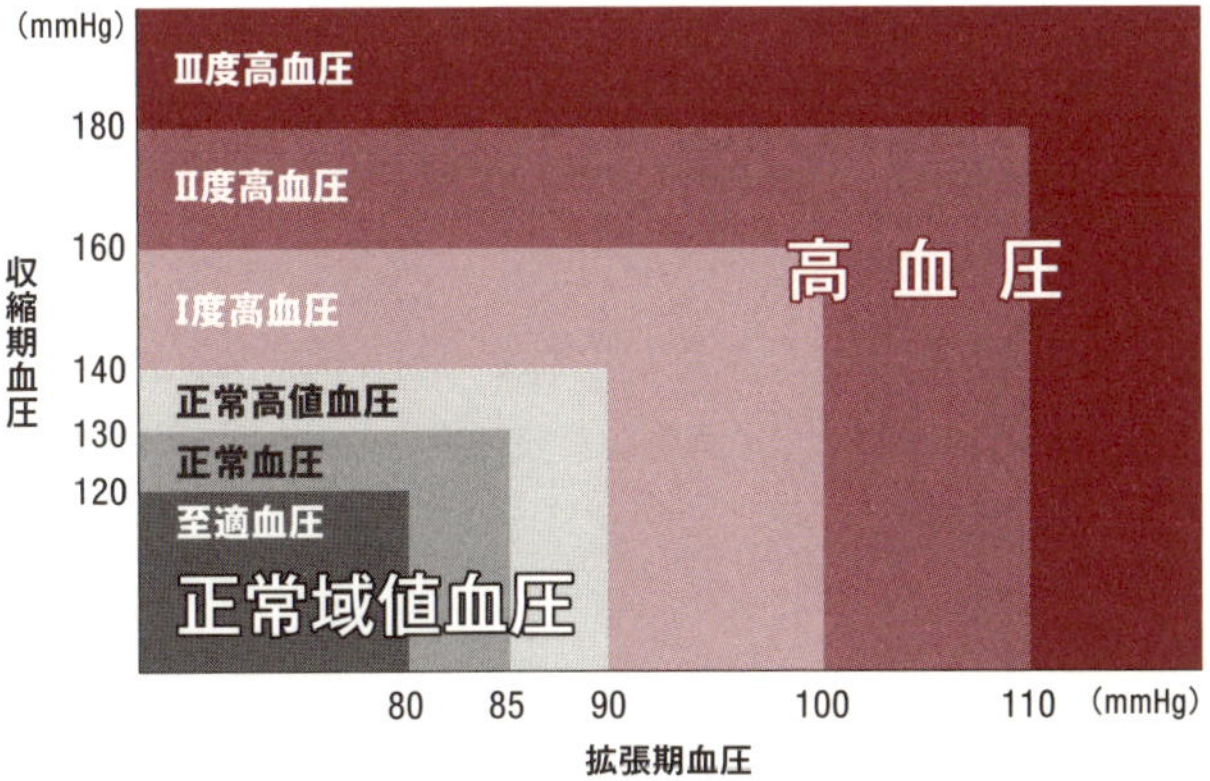

※日本高血圧学会「高血圧治療ガイドライン2014」より作図

はどうも**「血圧の基準値が年々、下げられてきた」**という事実があるようです。

では、誰がいつ「血圧の基準を下げた」のか見ていきましょう。

時代をさかのぼり、わが国で1960年代後半に医学部で使われていた『内科診断学』においては、「日本人の年齢別平均血圧」の算出法として「最高血圧＝年齢数＋90」とされていました。この**「年齢数に90を加えた数字よりも低ければ、血圧は正常」という診断法が、当時の主**

流。つまり、50歳であれば最高血圧が140であれば正常だったのです。

世界保健機関（WHO）においても、1978年には収縮期の血圧160mmHg（以下、単位省略）以上、拡張期95以上を「高血圧」と定義し、収縮期140～159を「境界域高血圧」としていました。

ところが、世界中で「高血圧」の基準値が下がり始める時がやってきます。

1999年に、WHOと国際高血圧学会（ISH）は、血圧を下げる目標を130未満にする「正常高値」という概念を打ち出し、140／90以上は高血圧と定義。これにならい、日本高血圧学会でも2000年に140／90以上が高血圧で、目標数値として「130／85未満」としました。これによって、同年の**高血圧患者は718万6000人に急増しました。**

しかし、まだこの時点では60歳以上の高齢者は最大血圧の目標値は140以下、70歳代では150～160以下、80歳代では160～170以下と緩やかに定められていたのです。

図3

高血圧の定義の変遷

機関名と年代	高血圧の定義
日本の医学部 1960年代	最高血圧=年齢数+90以上
世界保健機関（WHO） 1978年	160／95以上
WHO、国際高血圧学会（ISH） 1999年	140／90以上
日本高血圧学会 2000年	140／90以上 ※年齢別の高圧目標あり（59頁参照）

ところが2003年には日本高血圧学会は「60歳以上の高齢者も60歳未満の基準で降圧剤を処方する」と変更しました。さらに2008年に始まった特定健康診査・特定保健指導、いわゆる「メタボ検診」では、上が130以上、もしくは下が85以上で特定保険指導の対象と定義。同年の**高血圧症患者は全国で796万7000人に。**

また、2014年に日本人間ドック学会が公表した「新たな健診の基本検査の基準範囲」では、高血圧治

図4　**人間ドック学会が発表した“ゆるい基準値”**

	基準範囲(mmHg)		従来値
	下限	上限	
血圧収縮期	88	147	129以下
血圧拡張期	51	94	84以下

※男女差および年齢差を認めない項目の基準範囲(2014年 人間ドック学会)

療ガイドラインとは異なる「基準範囲」(図4参照)として、健康な男女グループでの血圧上限値を収縮期血圧147、拡張期血圧94としたため、「血圧の基準がゆるくなった!」と報道され、話題となったことを記憶している方もいるかもしれません。しかし、この提言は「エビデンスレベルが低い」と、高血圧学会によって強い反論を受けました。

同年、日本高血圧学会は新たなガイドラインを発表。高血圧が140／90とする点は同様ですが、2000

図5

日本高血圧学会の「血圧の目標値」

	診察室血圧	家庭血圧
若年、中年、前期高齢者患者	140/90mmHg未満	135/85mmHg未満
後期高齢者患者	150/90mmHg未満（忍容性があれば140/90mmHg未満）	145/85mmHg未満（目安）（忍容性があれば135/85mmHg未満）
糖尿病患者	130/80mmHg未満	125/75mmHg未満
CKD患者（淡白尿陽性）	130/80mmHg未満	125/75mmHg未満（目安）
脳血管障害患者・冠動脈疾患患者	140/90mmHg未満	135/85mmHg未満（目安）

※日本高血圧学会「高血圧治療ガイドライン2014」
※目安で示す診察室血圧と家庭血圧の目標値の差は、診察室血圧140/90mmHg、家庭血圧135/85mmHgが、高血圧の診断基準であることから、この二者の差をあてはめたものである。
※忍容性とは、薬によって生じる副作用が患者にとってどれだけ耐えうるかの程度を示したもの。

年には「降圧目標」を若年、中年で130／85と厳格だったものを「エビデンス不十分」として、140／90に引き上げています。高齢者も年齢で区分し、後期高齢者では降圧目標を150／90としました（図5参照）。やみくもに血圧を下げることが、必ずしも健康をもたらすわけではないということが医学的にも明らかになってきているといえます。

それでも、2016年の高血圧患者数は1010万8000人（3ページ参照）と、増加し続けています。

「高血圧は心臓と脳を傷つける」の根拠

では、世界も含めて高血圧の基準値はどのように決められたのでしょう。

そもそも、「140」を高血圧、とするようになった背景に大きく影響しているのが、1950年代に米国で行われたフラミンガム研究でしょう。

1935年から54年にかけて、米国の生命保険会社26社が400万人の血圧と平均余命を調べた結果、「血圧が高い人ほど平均余命が短い」ことが明らかになりました。この結果を受けて、米国公衆衛生局はより科学的に血圧の影響を調べようと、1948年に米国ボストン郊外の町、フラミンガムで健康な男女5209人（30〜62歳）の調査をスタートしました。

研究開始から9年後、血圧と虚血性心疾患（心筋梗塞や狭心症）の発症率との間に明らかな相関関係があることがわかり、**血圧が140／90以上になる**

図6

血圧が高くなるほど
冠動脈疾患、脳卒中による死亡リスクが増える

血圧と死亡率に関して約100万人を対象に、平均追跡期間12年行った前向き観察研究、合計61報を解析した。血圧が高いほど冠動脈疾患、脳卒中による死亡リスクが高くなった。
(データ:Lancet; 14;360,1903-13. 2002)

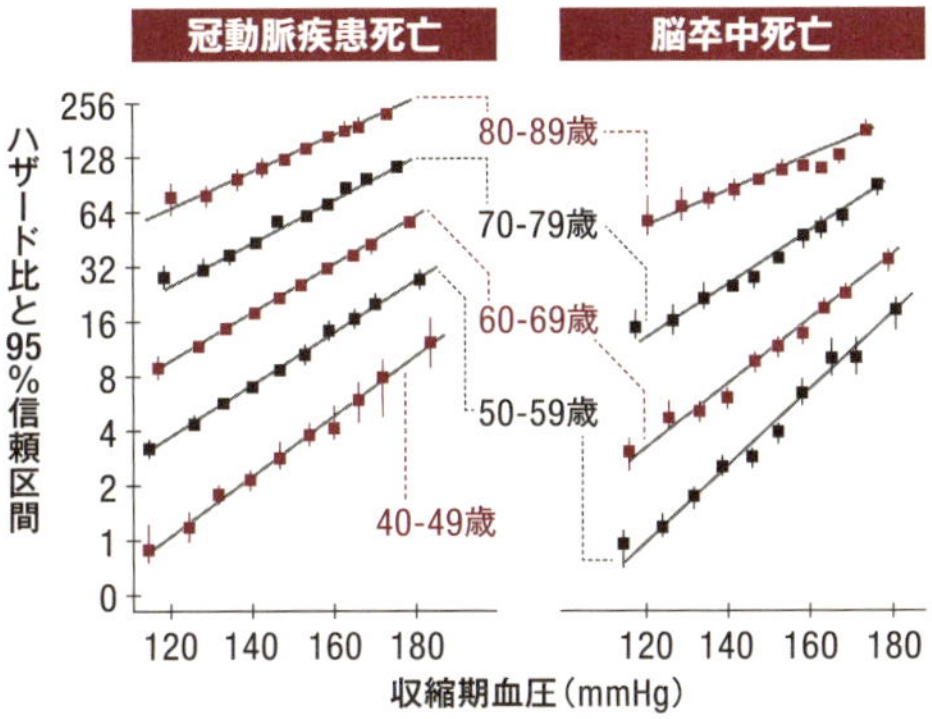

※縦軸は脳卒中50-59歳、冠動脈疾患40-49歳の血圧レベル最小群を1としたときの相対危険度（ハザード値）を示す。

ほど虚血性心疾患発症率が高くなることが判明しました。

この研究と同様に、血圧と心臓や脳の病気の関係をさらに大規模に調査した研究が２００２年に医学雑誌「ランセット」で発表されています。

高血圧と、冠動脈疾患（狭心症や心筋梗塞）、脳卒中（脳出血、脳梗塞、くも膜下出血）による死亡リスクとの関連を示したのが図６です。これは世界各国の約１００万人を対象に平均で12年間追跡調査したもので、血圧が高くなるほど冠動脈疾患、脳

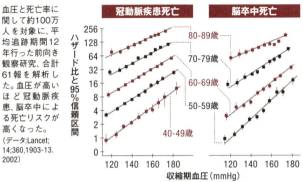

図7　**血圧が高くなるほど脳卒中発症率が高くなる**

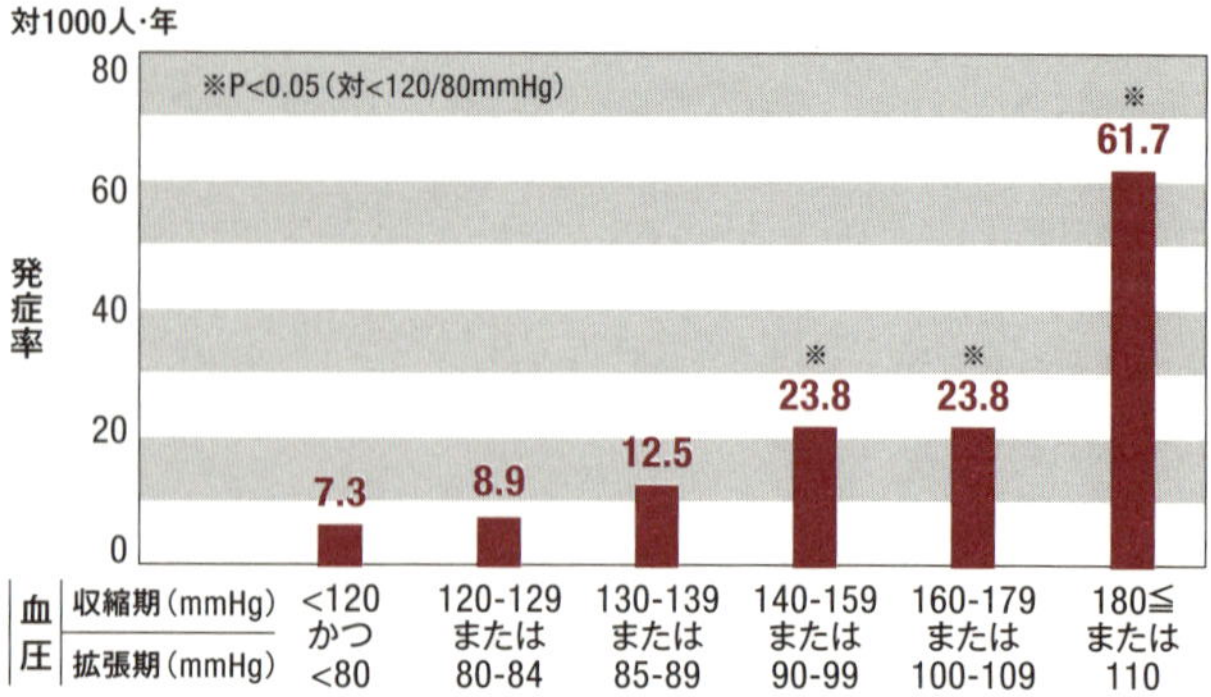

福岡県久山町で60歳以上の男女580名を32年間追跡。血圧が高い人ほど、脳卒中発症率が高くなった。
（データ:Arch Intern Med.;10;163,361-6,2003）

卒中による死亡リスクが増えたことを示しています。

　わが国でも疫学調査が行われています。

　福岡県久山町の住民を対象に追跡した結果、血圧が高くなるほど脳卒中リスクが高くなる、という同様の結果が出ています（図7参照）。

　確かに、この図にある数字だけをみると、血圧の低い人のほうが長生きし、健康度が高いということはわかります。しかし、これはあくまでも「血圧が高い人」と「病気の起こりやすさ」に関係があった、という事実を示しているものです。つまり、降圧剤で血圧を下げても「もともと血圧が低い人」と同じように脳卒中になりにくくなった！　と示している研究ではないということ。**降圧剤で長生きになったわけではない**ということを知っておくべきです。

血圧が上がるのは加齢による自然現象です！

このように、さまざまな研究結果を踏まえ、世界中の研究者間で議論をされながら、「高血圧の基準値」がジリジリと下げられたり、見直されたりしているという事実をおわかりになっていただけたでしょうか。

とはいえ、私がみなさんに強くお伝えしたいのは、**くれぐれも「血圧」に振り回されないでいただきたい**ということ。

そもそも年齢を重ねるとともに、血圧は上昇しやすくなります。

私はこの現象には、

①心肺機能の低下

②血管が硬くなる

という2つの要因が関わっていると考えます。

①の心肺機能とは、肺活量と言い換えることもできます。人は呼吸によって酸素を取り入れ、発生した二酸化炭素を吐き出しています。肺活量が多いと一度の呼吸で多量の空気を出し入れすることができます。

ところが肺活量が減ると、一度の呼吸でとりこめる酸素量も少なくなり、酸素を脳や全身に送れなくなってしまいます。

そこで心臓が補助役になり、ポンプ力を高めることで心拍数を上げ、酸素量を補充しています。その結果として、血圧が上昇しているに過ぎないのです。

さらに②の説明もしましょう。

血管壁（動脈）の構造

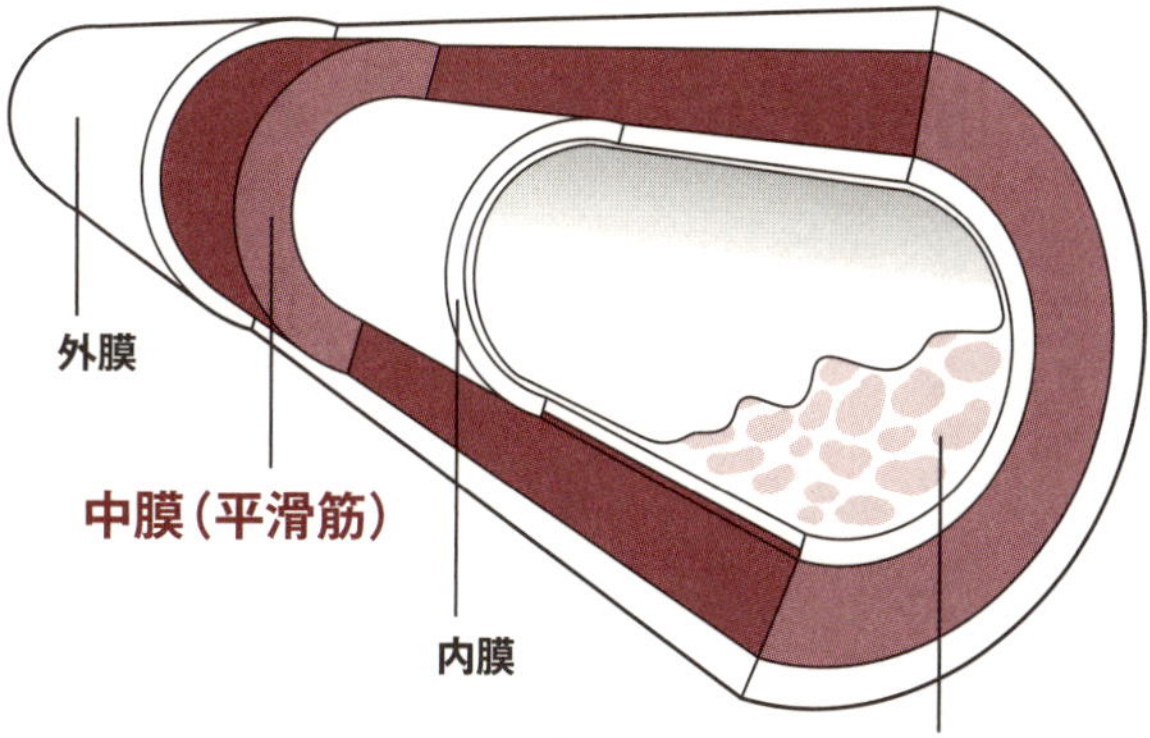

血圧は血管にかかる圧力のことですから、血管の状態と関係が深いことは言うまでもありません。実は血圧において重要なのは、血管を構成する「筋肉」の状態。血管は「平滑筋」という筋肉によって構成され、この平滑筋が伸縮することで、血圧は正常に保たれています。しかし、加齢や運動不足によって平滑筋がしなやかさをなくすと、伸縮する力が失われます。硬くなった血管は血液の流れが悪くなるので、ここでも心臓がポンプ力を高めて、これまで通

りの酸素量を送ろうとする。その結果、血圧が上昇します。

実は、驚く事に血管自身も調整機能をもっています。それが、「血管内皮細胞」です。血管の平滑筋のさらに内側にあります。この血管内皮細胞からは一酸化窒素（NO）が分泌されます。NOは、血管内に発生するコブや、血管の炎症、血栓のもとになる血小板の凝集や血液の凝固を防ぎます。また、平滑筋にも働きかけ、平滑筋を伸縮しやすくして血圧を正常に保つ働きも担っています。

こんなに素晴らしい機能のNOなのですが、筋肉内に流れる血液量を増やさないと分泌量も高まらないので、やはり運動不足になると、体内にせっかく備わっている血圧を正常に保つしくみが損なわれてしまうのです。

血圧にも個性がある

年齢とともに血圧が上昇するのは、とても自然な生理現象です。もともとわが国の医師が血圧の考え方のベースにしていた**「年齢＋90」の範囲内におさまった血圧なら、気にする必要は一切ない**と私は考えます。

また、**血圧にも人それぞれの個性があります。身長や体の大きさ、心臓の大きさでまちまち**です。

身長190㎝のアスリート体型の男性と150㎝の小柄の女性とでは、全身に送る心臓のポンプ力も異なりますから、当然、血圧も異なります。30歳代の男性と80歳代の女性ではなおのこと。それをひとまとめに「140以上はダメ」とくくることにやっぱり無理があると思いませんか？

余談ですが、「スポーツ心臓」という言葉を聞いたことはありますか。

マラソン選手やボクサーは並外れた持久力を持っていますが、これは心臓が送り出す血液量が圧倒的に多いために、1分間の安静時心拍数が40〜50程度と少ないこと（通常は65〜75）。マラソンの高橋尚子選手は30〜40回と言われていますが、一度に送り出す血液量が通常の人の倍以上もあるからこそ、過酷なレースを走りきることができるのでしょう。

ちなみにキリンの血圧は上が260、下が160だそうです。5メートルもの身長で、しかも首の長いキリンは脳が心臓よりもとても高い位置にあるため、そこまで血液を送れるよう人間と比べかなりの高血圧。さらに、高圧で血液を頭に送り込むことができるよう、その心臓は人間の36倍の11キログラムもある巨大なものだそうです！

人間だって動物だって、生き物全てに「血圧だって個性があるんだ」と言いたいですね。

「年齢＋90」以上の人も打つ手はある

さて、「年齢＋90」の範囲内におさまった血圧なら、気にする必要は一切ないとお話しししました。

では、「年齢＋90」の数値を超えた人は、どうすればよいのでしょうか。「やはり降圧剤を飲まなければいけないんじゃないか」と表情が暗くなった人、どうか悲観しないでください。

ここでいま一度、血圧のメカニズムについて立ち返ってみましょう。

血液は心臓から押し出され、太い動脈から次第に細い血管を通り、すみずみの細胞へと血液を運んでいます。そして、細胞で発生した不要物を含んだ血液が、細い静脈から次第に太い静脈に集まり、再び心臓へと戻ってきます。

この血液の働きを底力として常に支えているのが、血圧です。血圧とは、血液が血管の壁を押す圧力のこと。そこに関わるのは、

●血液の量
●血管の太さ
●血管の柔軟性
●肺活量
●心臓から押し出すポンプ力

といった要素です。

これらの要素の中で、「その人次第で変えられる要素」が特に強いのが、「血管の柔軟性」と「肺活量」だと私は考えています。普段から積極的に体を動かし、筋肉を刺激しているか。また、深い呼吸をして健全な肺活量を保っているかどうかは、その人の「生活のおくり方」と大きく関わります。

血圧は肺年齢・血管年齢を教えてくれる

ご自身の血管の柔軟性と肺活量について知りたくなったら、34ページの「肺年齢」と「血管年齢」チェックを行ってみてください。

あなたの高血圧の背景には、必ず筋肉や肺、血管の老化が隠れていることがわかっていただけるはずです。

体はつねに全身のすみずみを最適な状態に保つために、血圧を調節しています。

例えば「電車が発車しそうだ」と階段を駆け上がったとき。この瞬間、全身の筋肉を最大限に働かせ、息をとめてダッシュするために血圧は急上昇します。日常的には上の血圧が120の人でもダッシュしているときには

170、180、あるいは200以上にだってなっている可能性があります。

階段を駆け上がった瞬間は息が上がり、はぁはぁと苦しくなるけれど、体は数分後には再び調整機能を発揮し、通常の状態に血圧を戻します。このように、**血圧は常に体の要求に従って上がる・下がるを繰り返しています。**

血圧が上がっても、戻す機能が働いていれば問題はありません。

血圧とは、その人自身の肺年齢（酸素をとりこむ力）や血管年齢（血管のしなやかさ）を示すバロメーターであるともいえます。

年齢とともに血圧が120から125、130と徐々に上がってきたというのは、血圧があなたの体の変化を教えてくれているということと受け止めましょう。

合わせて、毎日の体調に問題がないのであれば、まずは焦らず、生活改善からはじめても、決して遅くはありません。

血圧をただ薬で下げるのは危険

このように、血圧という「数値」は私たちの体から切り離されたものではなく、「病気」でもありません。それは、今のあなたの「状態」という表現のほうがしっくりくるのではないかと私は思っています。

体の要求に従って上がったり下がったりを繰り返している血圧を、強制的に薬で下げるということが、病気の予防になったり、長生きをすることにつながっていくという医学的根拠はありません。

「そんな悠長なことを言って、脳梗塞を発症したらどうするんだ！」という意見もあるかもしれません。

しかし、上昇した血圧を基準値にまでとにかく下げる、という対処こそ、短絡的なやり方ではないでしょうか。**血圧が上昇しているのにはそれなりの**

理由があるのであって、降圧剤で血圧を下げるという対症療法は、その原因を知らないまま血圧を下げるということ。かえって危険と考えるべきです。

血圧が高いという状態は、今は何もなくてもこの先に心臓や脳、血管のなんらかの病気の可能性を示すメッセージでもあります。重要なサインである可能性があるからこそ、無理に下げてはならない。原因がわからなくなるからです。

事件でいうなら「現場保存をしろ」ということ。事件後にやってきた刑事に「えっ、血圧下げちゃったの？　手がかりがわからなくなっちゃったじゃん！」と怒られちゃいますよ。

医師がやるべきは、たとえ100人のうち1人か2人であっても、高血圧を発端として重篤になりうる人を探すことであり、全員に「高血圧」という病名をつけ、薬を処方することではないはずです。

注意すべき危険なパターンの高血圧

高血圧だからといって、すぐさま「病気」だと決まるわけではありませんが、隠れている病気を教えてくれる「サイン」であることが、往々にしてあります。

「年齢＋90」の条件を逸脱していなければ心配ない、とお話ししましたが、これからお話しするのが『高血圧から重篤になる場合』です。なんらかの異常を示すサインを体から発しているのですぐに受診をしてください。

①血圧が急に上昇した

その血圧は、ゆるやかに上がってきたのでしょうか。または、**これまでは130だったのが、急に150、160に上昇した**というときは、体の中になにか新たな病変が起こった可能性を考えたほうがいいでしょう。

本来は10の血液が流れるはずが5しか流れないために、血圧が上昇している——この場合、脳や心臓など血管のどこかに血栓やコブができ、血流を邪魔している可能性があります。あるいは心臓に何らかの異変が起こり、血圧が上がっているのかもしれません。

このようなときは**まずは「心臓」あるいは「脳」を調べる必要があります。**かかりつけ医を受診し、診断をあおいでください。

具体的にどのような病気が疑われるかは②③以降でも詳しく説明します。

②ろれつが回らない

血栓ができることによって起こる「脳梗塞」では、血液の通り道が血栓によりふさがれることによって血圧が上昇する場合があります。

脳梗塞が発症する前には、あわせて以下のような初期症状が見られることがあります。

□口の動きがおかしい。ろれつが回らない
□言葉が出なくなる
□口をうまく締められなくなる
□顔の片側が麻痺し、ゆがみが出る
□片方の手足に力が入らない。片側がしびれる
□片方の目に膜がかかったように見えづらくなる
□視野が狭くなる
□ものが二重、三重に見える
□思ったように文字が書けない

これらの初期症状を**「一過性脳虚血発作」**といいます。脳の血液の流れが一時的に悪くなっていますが、血栓がすぐに溶けると血流も血圧も正常に戻ります。このため、20〜30分、あるいは24時間以内に症状が消え、放置して

しまうことが多いのですが、**50％は48時間以内、15〜20％の人は3カ月以内に脳梗塞を発症する**ことがわかっています。

このような脳梗塞が発生するときには、高血圧が合併している割合が多くあります。また、一度脳梗塞を発症した人は再発リスクを避けるために、血圧をしっかりとコントロールしていくことが必要になります。

なお、脳梗塞だけでなく、脳内の血管が破れる「脳出血」、脳の表面を覆うくも膜から出血する「くも膜下出血」のときにも血圧は急上昇します。

③しびれる

高血圧があるとき、脳と同様に問題が疑われる臓器が心臓です。

心臓の弁が正しく機能しなくなる「心臓弁膜症」や、心臓の拍動が不規則になる「不整脈」によって心臓に血の塊ができたり、大動脈内にできた血栓がはがれて流れ出し、手足の末梢動脈をふさぐ「塞栓症《そくせんしょう》」になると、手足のしびれ感、痛み、冷えなどを感じます。

④息苦しさ、のぼせがある

高血圧によって動悸、呼吸困難、胸の痛み、頭がのぼせる感じもしばしば起こるでしょう。ただし、動悸や息苦しさは「不整脈」や「狭心症」、「心筋梗塞」などの心臓の病気の可能性があります。何かおかしいと感じたら、受診が必要です。

⑤むくみがある

まぶたがはれぼったくなる、靴下のゴムの後がなかなか消えない、靴が入らなくなった。このような「むくみ」が同時にある場合、腎臓に問題が起こっている可能性があります。

血液の量を調整しているのは、腎臓です。

腎臓はいわば水槽の蛇口であり、水圧（血圧）が高くなると、たくさんの尿を出して水圧を戻すようコントロールしています。

しかし、腎機能が低下するとその濾過機能が低下、つまり蛇口が細くなるために、水量を排出するためにより高い水圧（血圧）が必要となり、高血圧となります。

腎機能が低下する病気には、「慢性糸球体腎炎」「腎不全」があります。血圧が上がる以外に、以下のサインがないかもチェックしましょう。

□尿の色が濁った感じになり泡立つようになる（タンパク尿）
□褐色のような濃い色の尿が出る（血尿）
□トイレの回数が多くなる

⑤意外に役立つ、人の意見

よく、大病を患った人が「そういえば少し前から疲れが抜けないし、なんか変だぞと思っていたんだよね」などと話をしますね。このように、人は数値に表れないような体の異変をちゃんと感じ取っているものです。運命の分かれ道は、それをしっかりと「どうもおかしい」と感知できるかどうか。安易に薬を飲みたくないと思うのであれば、重篤なサインを「まあ、年のせいだよ」とやり過ごすのではなく、自らのサインを積極的に感じ取り、「原因を突き止める」という行動につなげる人になってほしいと思います。

自分で何らかのサインに気付いていても、多くの人は「忙しいからこの仕事の山が一段落してから受診しよう」として手遅れになります。

こんなとき、以外に役立つのが周囲の人からの意見です。

あなたの普段の様子を知っている人から「どうしたの、顔色が悪いよ」とか「疲れているんじゃない？」と言われることが増えたら、自らの健康状態に真剣に注意を払うタイミングだといえます。

男性に突然死が多いワケ

高血圧を放っておくと、突然死につながる危険があるといわれます。実際に医療施設に搬送された患者さんのうち発症後24時間以内に死亡した症例について、3年にわたって研究した報告があります（日職災医誌,51：39-44，2003）。

この研究報告によると、症例194例のうち外傷やがんの末期症状などを除く内因性要因による「突然死」は、131例。うち脳疾患（脳出血、くも膜下出血、脳塞栓）は21%、心疾患（虚血性心疾患、大動脈瘤破裂・解離、心不全、不整脈）は71%、呼吸器疾患は8%でした。

さらに、脳・心疾患に共通した動脈硬化の危険因子を調べたところ、高血圧が37%と最も多く、糖尿病と高脂血症がいずれも12%でした。

やはり、高血圧が突然死につながるというのは疑いようのない事実です。男女比でみると、脳疾患は男性17例に対して女性が10例、心疾患は男性57例に対して女性が36例。いずれも男性が多い傾向に。みなさんの周囲でも、働き盛りの男性が突然死した、というケースを聞くことのほうが多いはずです。これはなぜなのでしょう。

原因の一つは、男性のほうが体のサインを見逃しやすく、しかも放置することが多いからです。

女性の場合、毎月の月経やそれにともなうバイオリズムを感じ取る習慣が身に付き、閉経した後にも継続されています。月経の周期が狂ったり、長くなったり、いつもとは違う不調が出たときには、早め早めに問題視して生活を見直したり、受診をすることが習慣化できているのです。

ところが、男性はこういった毎月のセルフメンテナンスの機会がありません。あるいは、不調を感じていても「会社に迷惑がかかるから」などと伸ばし伸ばしにしてしまうことが多いでしょう。特に、管理職などになると責任感が強くなり「僕がいないと会社が回らない！」などと感じて休むことができない。そしてある日突然倒れ、命を落としてしまうのです。

血圧が急に上がった、なんらかの異常を示すサインが出ている。

そんなときはまずは受診し、原因を突き止めてください。

さらに、今の高めの血圧の原因には必ず日々の生活習慣があります。**生活習慣による病気を治すいちばんの特効薬は、生活改善です。**

忙しくてわざわざ何かをする暇がない、そんなあなたでも必ずできるのが、17ページで紹介している「降圧ツボ」と「降圧ストレッチ」です。この2つの方法で、高血圧体質を根本から改善していくことができます。

第3章

「薬」で高血圧は治らない

「高血圧になったら薬を飲むもの」。
それは決して常識ではありません。
治療患者数が増えた背景には、基準値が
下げられたこと、製薬業界の思惑
などが複雑に絡み合っているのです。

日本で一番消費されている薬「降圧剤」

「高血圧は自覚症状なしに進行する、サイレントキラーです。このままでは脳卒中や心臓病を起こし、ある日突然命に関わる重篤な症状を引き起こします。だから血圧を下げる薬を飲みましょう」

これが医療現場で日常的に交わされている会話です。

こう言われたらたちまち不安になって「薬を今日から飲まなければ！」と思うのが人の心理です。

でも、ちょっと待ってください。いま一度「本当にそれでいいのか」と疑ってみてください。なぜならば、加齢による自然な血圧上昇のレベルなのに、早々に降圧剤を処方されているケースがとても多いからです。

実際に、**降圧剤は日本で最も消費されている薬です。**

平成26年の厚労省の「医薬品薬効中分類別生産金額」では、血圧降下剤と血管拡張剤を合計すると、**全体の11・4％を占め、金額にすると7525億8700万円。全ての薬剤の中で高血圧の薬が最も多くを占めています。**

日本人の死亡原因のトップは、悪性新生物（がんや悪性腫瘍）で、死因の28・7％を占めます。死亡原因の第2位である心疾患は15・2％、第3位は肺炎の9・4％、第4位は脳血管疾患で8・7％を占めています。（厚生労働省平成27年人口動態統計月報年計より）。高血圧との関係が深いといわれる心疾患と脳血管疾患を合計すると、23・9％。悪性新生物よりも低い割合です。ところが、薬剤費で最も使われているのが高血圧の治療薬なのです。

図8　**高血圧治療者は30年前よりも増加**

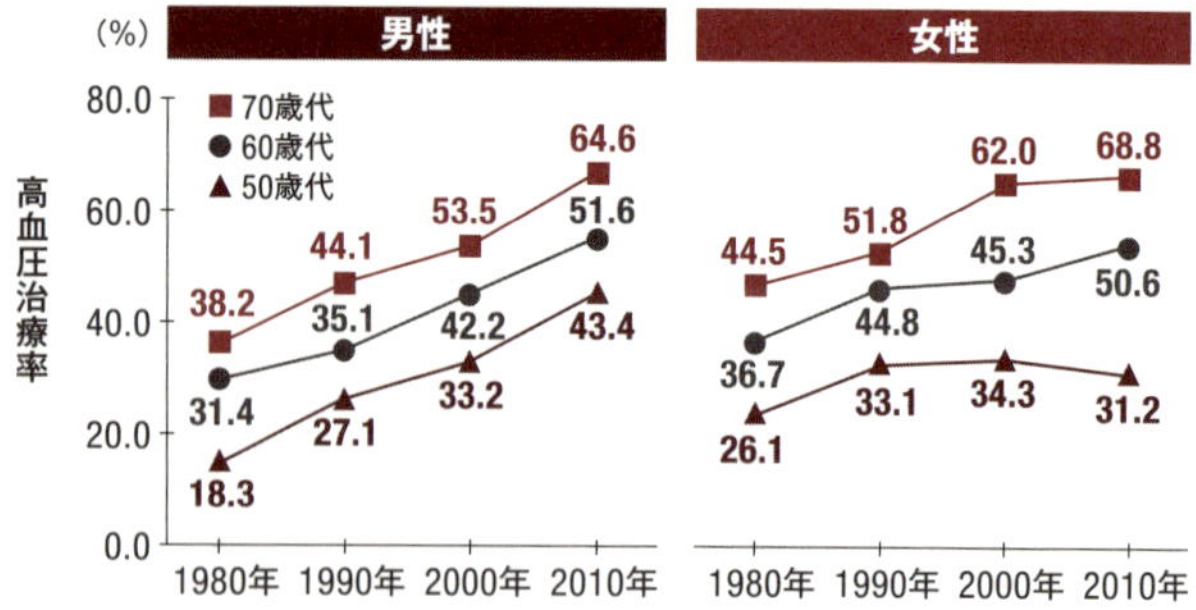

1980年から2010年まで、10年ごとに高血圧者の中で降圧薬を服用している人の割合をみたもの。
（データ：第3次循環器疾患基礎調査〈NIPPONDATA80〉、第4次循環器疾患基礎調査〈NIPPONDATA90〉、第5次循環器疾患基礎調査〈NIPPONDATA2010〉）

降圧剤を服用している患者数は、
115万人。

インスリン注射や血糖を下げる薬、コレステロールを下げる薬よりも圧倒的に多く、降圧剤を服用している人数は、前回の調査よりも104万人増加しています（平成25年厚生労働省国民栄養調査　薬の服用状況）。

また、高血圧者の中で降圧薬を服用している人の割合は、この30年で男女ともに20％ほど増えています（図8参照）。

基準値が下がって患者数が増えた

どの病気よりも、最も薬が多く処方されているのが高血圧。

治療対象者も、うなぎのぼり。

ここまで聞くと「高血圧の人が増えているんだから、薬も多く出されていてあたりまえでしょう?」と思うかもしれません。

しかし、その背景には製薬業界の思惑が大いに関わっていると思うのです。

その根拠についてこれからお話ししていきましょう。

かつては「年齢+90」、つまり50歳の場合、上140以上でなければ問題ないという時代がありました。2000年に日本高血圧学会によって改定された新たな高血圧治療ガイドラインでは、上140、下95以上を高血圧として投薬治療を目安としました。

その後、さらに基準値が引き下げられ、上130、下85未満となりました。

このように、**ガイドラインが改定されるごとに基準値が下がってきた事実を皆さんにも知って頂きたいのです**（54ページでもお話しました）。

当然、基準値が下がれば、「高血圧」と診断される人は増えます。

つまり、それまで160だった基準値が140に下がれば、それまで「境界域」として降圧剤使用の対象になっていなかった人が新たに「高血圧症」の患者としてエントリーされるというわけです。

そして「ここまでは血圧を下げるべき」という目標のために、2剤、3剤と重ねて薬を服用する治療が行われています。

降圧剤は「一生のお付き合い」？慢性疾患は薬では治らない

血圧は体の自然な仕組みとして、年齢とともに徐々に上がってきます。じわじわと上がってきた血圧は、「急性」というよりも「慢性」のタイプといえるでしょう。特に、**不摂生や運動不足によって血圧が上昇した場合は生活習慣病ですから、起因となっている生活を改善しないことには、根治は無理です。**急性疾患は薬で治せますが、慢性疾患は薬では治りません。

つまり、**高血圧のような生活習慣病は薬では治らないのです。**

ところが、処方されると「一生のおつき合い」と思って飲み続けるのが降圧剤です。

医師に「血圧が高いですね。昔と比べて動悸や息切れはありますか？」と聞かれたら「確かに昔に比べたら地下鉄の階段を上がった後ドキドキするなぁ」と思いあたる……すると、「はい」と答えてしまう。私だってそう答えるでしょう。そして、降圧剤を処方されます。

出された本人は「もうそんな歳になったか」と飲み始めるのですが、ここで問題なのが、皆さんの考えの中に「降圧剤はいずれお世話になる薬」と思わせている「医療側」なのです。

もちろん、脳や心臓の疾患につながるような高血圧の場合、降圧剤は大切な治療法となります（75ページ）。しかし、**基準値をオーバーしたからといってすぐに飲むような薬ではありませんし、しかも長期にわたって薬を飲み続け、その副作用によって悪い症状が出る、ということが起きる事を知って頂きたいのです。**

医師だって高血圧治療ガイドラインを見て、それにならって「よかれと思って」処方していることが多いのが現実です。

厳しすぎる降圧目標は無意味⁉

日本人を対象に、2008年に実施された研究を紹介します。

これは、高齢者の高血圧に対して、どの程度血圧を下げることが有効かを見るために行われたもので、65～85歳の高齢高血圧患者（収縮期血圧160以上）4418人を対象に、「収縮期血圧を140未満に維持する厳格な降圧群」、「収縮期血圧を140～160未満とする緩和降圧群」に分けて2年間の治療を行った「JATOS（The Japanese Trial to Assess Optimal Systolic Blood Pressure in Elderly Hypertensive Patients）」という研究です（図9参照）。

図9

脳血管疾患、心臓・血管疾患の発症数

※（　）内は死亡例数

	厳格降圧群（n=2212）	緩和降圧群（n=2206）
脳血管疾患	52（3）	49（3）
脳梗塞	36（2）	30（0）
脳出血	7（0）	8（1）
くも膜下出血	1（1）	4（2）
一過性脳虚血発作	8（0）	7（0）
心臓・血管疾患	26（6）	28（4）
狭心症	9（0）	10（0）
心筋梗塞	6（1）	6（0）
心不全	8（4）	7（1）
閉塞性動脈疾患	2（0）	1（0）
腹部大動脈破裂	0（0）	1（1）
大動脈瘤増悪	0（0）	2（1）
突然死	1（1）	1（1）
腎機能障害	8（0）	9（1）

65〜85歳の高齢高血圧患者（収縮期血圧160㎜Hｇ以上）4418人のうち、2212人を収縮期血圧140㎜Hｇ未満に維持する厳格降圧群、2206人を140〜160㎜Hｇの範囲に維持する緩和降圧群に分け、エホニジピン塩酸塩を基礎薬とした２年間の発症疾患数を比較。どの疾患においても、発症数、死亡数ともに優位性はなかった。

（データ:Hypertens Res.;31, 2115-27,2008）

　この研究では、降圧剤の一種であるカルシウム拮抗剤が主に投与されました。

　その結果、厳格降圧群と緩和降圧群で脳血管疾患、心臓・血管疾患、腎機能障害すべてにおいて、発症数や死亡数の有意差は見られなかったのです。

　つまり、厳しい血圧基準のもとに強い降圧治療を行う必要性は見い出されなかったということです。

高血圧治療で脳梗塞が増える？

さらに、興味深い研究がもう1つあります。

これは「高血圧治療ガイドラインの数値は低く設定されすぎているのではないか」という問題意識を持った東海大学医学部基礎医学系の大櫛陽一教授らによって検証がなされたものです。

結論から言うと、**「血圧は160／100まで治療の必要はない。薬物による降圧は20程度に抑える必要がある」**、つまり、降圧剤で血圧を20以上下げるのは危険、と大櫛教授は語っています。

この研究は、神奈川県伊勢原市の老人基本検診を受けた2万6569人や福島県郡山市の4万1273人、脳卒中急性期患者データベースなどをもと

図10　**男女別の血圧レベルと総死亡率**

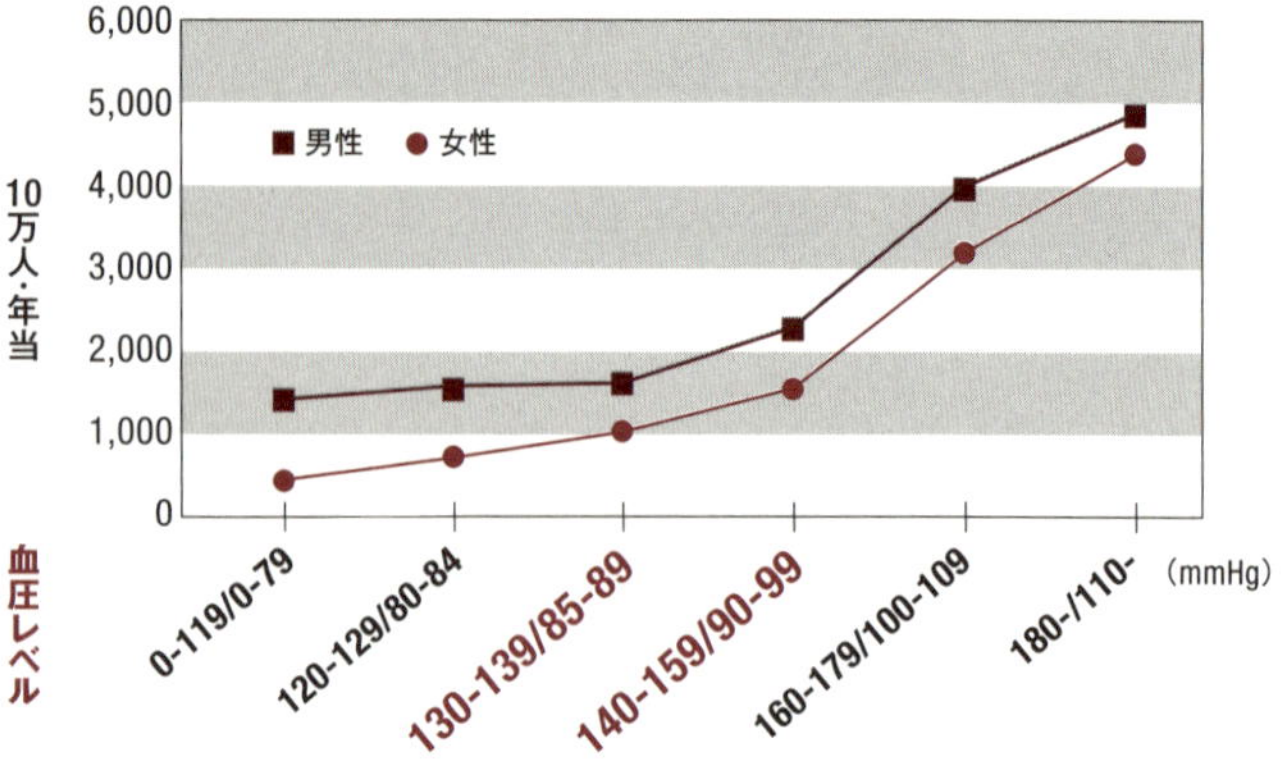

（データ:医療情報学28;125 -137 ,2008）

に統計解析したものです。

上の図10を見てください。血圧レベル別に男女別の総死亡率を見ると、確かに男性では上の血圧が１４０以上、女性では１３０以上から総死亡率が有意に上昇しています。

ところが左ページの図11と図12を見てください。年齢別に区切って死亡率を見ると、男女とも、**どの年代においても上の血圧が「１６０未満」までは総死亡率が一定で、総死亡率が大きく上昇するのは「１８０以上」である**ことがわかります。

図11

男性年齢別の血圧レベルと総死亡率

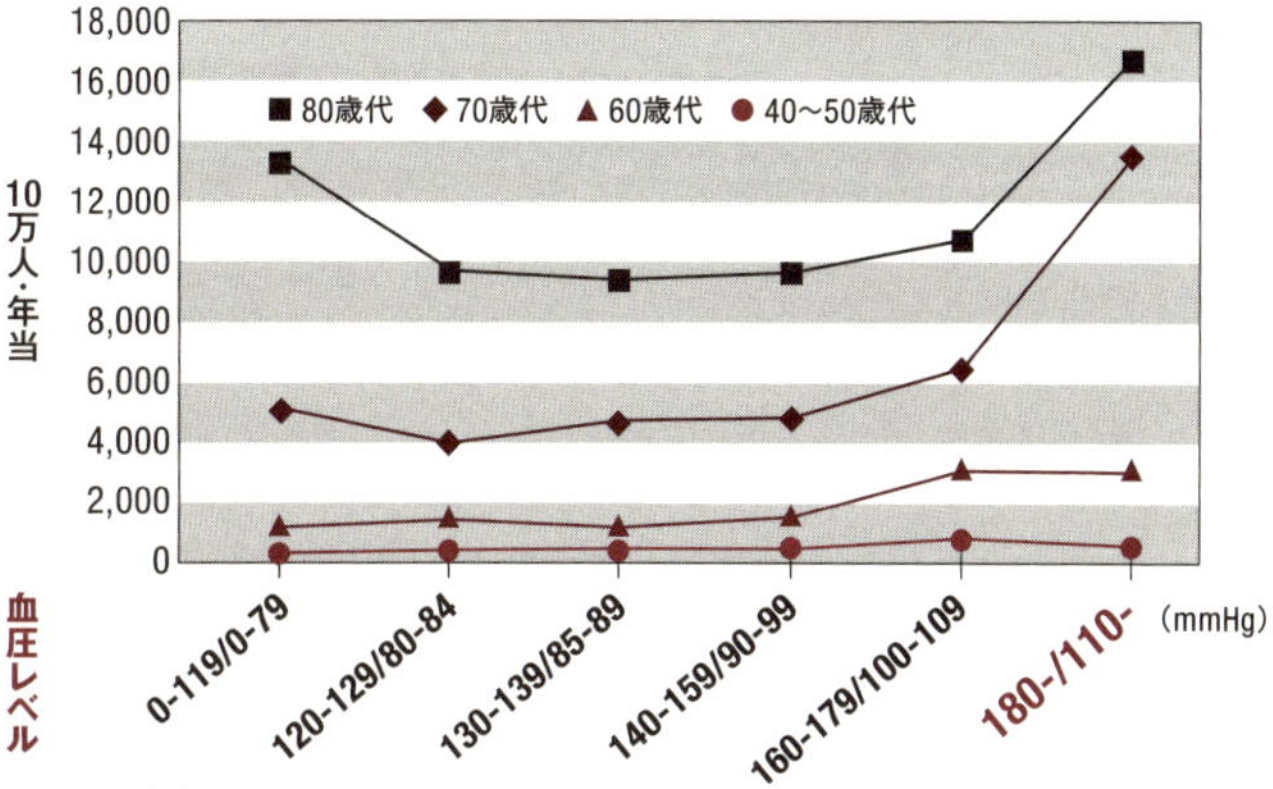

(データ:医療情報学28;125 -137 ,2008)

図12

女性年齢別の血圧レベルと総死亡率

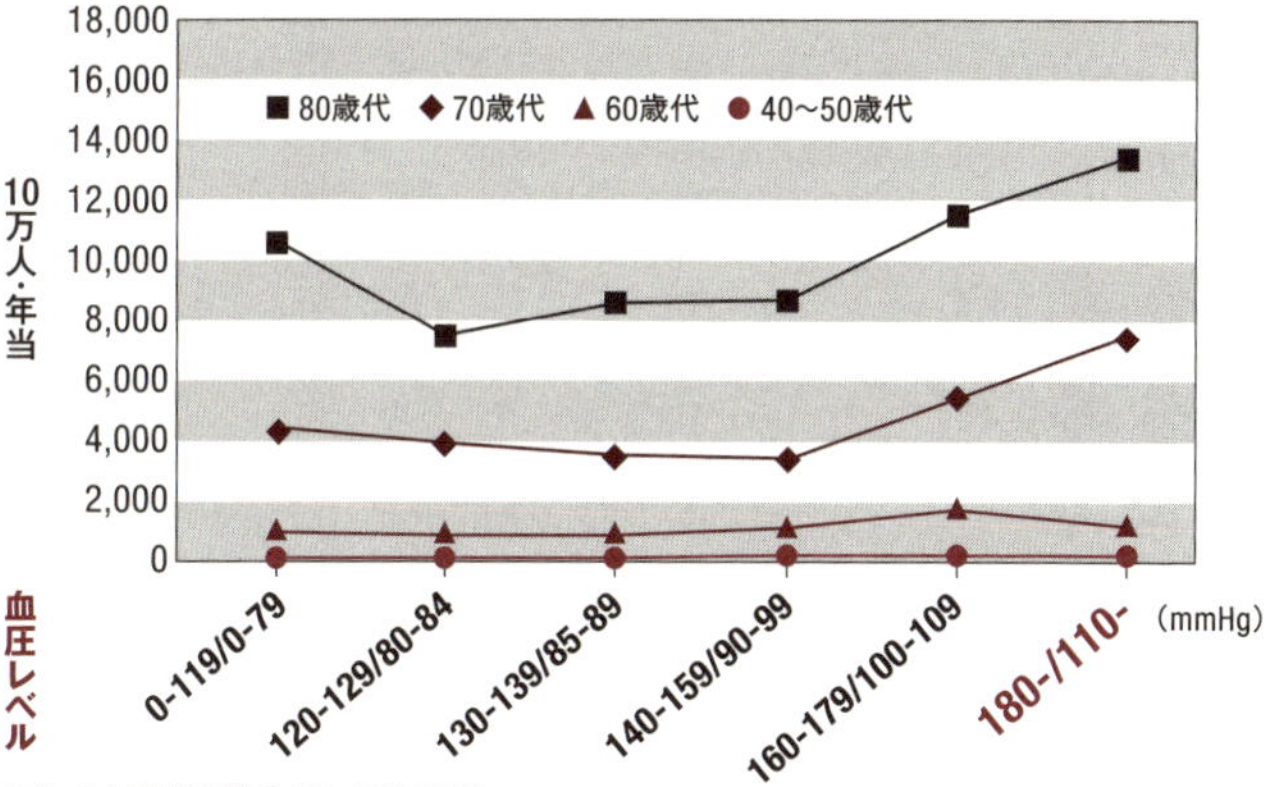

(データ:医療情報学28;125 -137 ,2008)

図13　**一般住民と脳卒中患者での高血圧治療比率の比較**

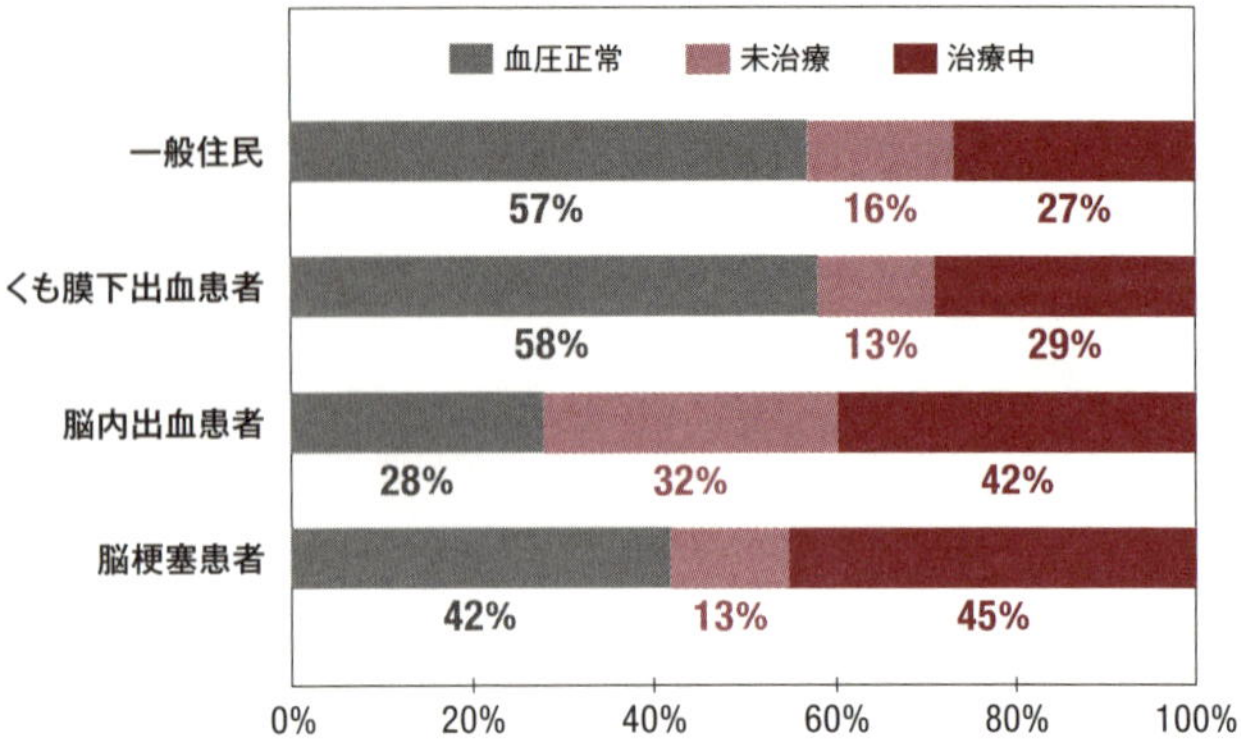

（データ:医療情報学28;125 -137 ,2008 ）

また、一般住民と脳卒中患者とで、比較をした図13を見てください。

このグラフのポイントは、脳内出血患者と脳梗塞患者です。

脳内出血患者では、一般住民と比較して、高血圧で未治療の人のほうが多く発症することがわかります。

しかし脳梗塞患者を見ると「高血圧で治療中」が45％と、一般住民27％の1・7倍にもなっています。

つまり、**高血圧そのものよりも、高血圧治療が脳梗塞のリスク要因となっている可能性があるのです。**

血圧を薬で下げると頭がぼーっとするわけ

脳梗塞に関して、私は言いたいことがいっぱいあります。

脳の血管を詰まらせる血栓は、心臓の弁の周辺で作られることがわかってきました。

不整脈の人は脳梗塞になりやすいのですが、これは心臓内で血液を送る弁が痙攣することによって、血液が滞留し、塊(血栓)が出来るから。この塊が脳へと流れていき、脳の血管を詰まらせ脳梗塞を起こします。

通常なら、心臓は一生懸命ポンプ作用を発揮し、血栓を作らせないように流れを改善しようとします。

このように、人間の体は自ら治そうとするメカニズムを持っているのです。

しかし、降圧剤の種類のなかには心臓の働きを弱めて血圧を下げる薬があります。もし、この薬を飲んでいる人の場合、血液が滞留したときにも心臓を一時的に強く動かせないため、血栓ができてしまうのではないかと私は考えています。

また、血管を拡張させて血圧を下げる薬にも、同じようなことが言えます。血栓を察知したら、本来なら体は血栓が詰まらないように懸命に血流を良くして流そうとします。しかし、血管を拡張させることで血圧が下がるため、血流は逆に弱くなってしまいます。結果、降圧剤のせいで脳梗塞になっている人がいるのだとしたら、本末転倒ではないでしょうか。

よく「降圧剤を飲むと頭がぼーっとする」「気力がわかなくなる」という患者さんがいますが、この実感も正しいのです。

血圧を強制的に下げることによって、血流が脳をさかのぼっていく力も下がってしまいます。**ふらふらする、めまいがする、ぼんやりするといった症状が現れたときは、脳に届く酸素量が不足しているというサインなのです。**

脳に十分な酸素や栄養が届かない状態が何年も積み重なると、認知症の発症につながる可能性もあると私は危惧しています。

「数値を下げる」ために処方される降圧剤

先日実家に帰ったときに、母親が食後にテーブルにたくさんの薬を広げていました。血圧が160あるからと、何種類もの降圧剤を飲んでいたのです。「年齢＋90」の基準なら84歳の母も正常範囲なので「自覚症状がないなら、飲まなくていいよ」と言っても「いや、お医者さんが言ったから」となかなか息子を信じてくれません。それでも1種類ずつ降圧剤の説明をして納得してもらい、血圧の薬を止めてもらいました。

それから一週間、血圧のデータをとってみると、数値はまったく変わりませんでした。主治医にそのことを伝えたところ、「では飲まなくていいでしょう」となりました。

原因は分からないが血圧が上がっている場合「本態性高血圧」という病名がつきます。ただ、これはとりあえずつけた病名であって、「特別な原因が不明の高血圧症」という意味です。

本態性高血圧に対して、腎臓に問題があるなど他の病気が原因で血圧が上がる場合は「二次性高血圧」という病名がつけられます。

二次性高血圧は比較的若い頃から血圧が高くなり、本態性高血圧は中年以降、加齢とともに血圧が上昇する傾向があります。

わが国では**本態性高血圧がおよそ90％**を占めています。ということは「血圧がなぜ高くなったか」よりも数値だけが問題となっているということです。つまり、**数値を下げる目的だけのために副作用を得ることになってしまう**のです。

自覚症状もさほどなく、降圧剤をまだ必要性が少ない、早い段階で処方する。あるいは、自然と血圧が上昇している高齢者に対して、安易に降圧剤を処方する。本来なら、病気を治すはずの医療が、今や病気を作っている。

いったいどうしてこうなったのでしょうか。

製薬産業の裏事情

なぜ医療現場でこのように降圧剤がバンバンと処方され、多くの「境界ライン」の人が高血圧患者にされてきたのか。

そこには製薬業界の実態があります。

今から30年ほど前になりますが『薬害エイズ事件』がありました。製薬会社の利益優先によって、危険と分かっていた血液凝固因子製剤（非加熱製剤）を回収せずに売り続け、その結果ＨＩＶ感染が広がり６００人以上が亡くなりました。裁判では、国と製薬会社が非を認め和解が成立しました。患者さんに薬を打つとどうなるか分かっていて、薬を売っていたのですから、これはりっぱな殺人です。本当にショッキングな事件でした。

製薬会社は、疾患ごとに作られる「治療ガイドライン」に自社の薬が掲載されることを目標とします。医療現場で、医師はこのガイドラインを投薬の指針とし、病院も大口注文をしてくれるからです。

いっぽう、現代の医療システムでは、医学部や医師会は製薬産業や医療機器産業の強い影響下にあります。

医師は、製薬会社が開く勉強会を通して薬について学びます。

製薬会社は忙しい医者に対して、できるだけ知りたい情報だけが書かれているパンフレットなどを教材に使います。パンプレットには当たり前の話ですが薬のメリットが大きく書かれてあり、副作用については小さめに書かかれています。

医師は薬の効果を説明できますが、副作用について詳しくないのは、こういった勉強会のせいでもあります。

いっぽう、薬剤師が学ぶ「薬学」は、医師が学ぶ「医学」とは性質が異なります。薬学では薬の成分が生体内に入ったときに何が起こるのか、臓器のどこに吸収され、分解されるのか、毒性や致死量についても徹底的に学ぶから「薬のプロ」なのです。

薬について疑問を感じたら「薬のことは薬剤師に聞く」を習慣にしてください。

このように、医師は製薬会社からバイアスのかかった薬の情報を詰め込まれ「この高血圧症状にはこの薬」と自動的に判断しているのが現実です。薬の種類や容量も、ガイドラインにそって判断するわけですから「この薬はこのような場合は使わない方がいい」という情報は、積極的に勉強をする時間とエネルギーを持った医師でないと、なかなか得ることは難しいでしょう。

また、新薬は旧来の薬よりも薬価がはるかに高いために、製薬会社は積極的に使用をすすめるキャンペーンを行うということも知っておいてください。降圧剤を患者にとって「一生のおつき合い」にすれば、生涯の顧客を獲得、そして、「毎年100万人の客が増えていくボロい商売である」というのが現実なのです。

では、患者であるあなた自身が出来ることはなんでしょう。

「降圧剤を飲みましょう」と言われたときに、

「ちょっと様子を見させてください。まずは、生活改善でどのぐらい血圧を下げられるか、やってみたいと思います」

と答えるのがベストだと私は思います。

主な降圧剤と注意したい副作用

高血圧に対して処方される「降圧剤」のうち、主なものの働きと副作用について、説明しておきましょう。

●主に処方されているもの（第一選択薬）

〈カルシウム拮抗薬〉

血管を収縮させるカルシウムイオンの働きを抑えて、血管の平滑筋を緩めて血管を広げ、血圧を下げる薬。

副作用＝動悸、頭痛、ほてり感、浮腫、便秘など。


〈ARB〉

血圧を上げる「アンジオテンシンⅡ」の働きを抑えて血管収縮、体液の貯留、交感神経活性を抑え、血圧を下げる薬。心臓、腎臓、脳の臓器合併症や糖尿病のある人には第一選択となる。
副作用＝副作用は低頻度だが、妊婦や授乳婦には禁忌。重症腎障害など腎機能に問題がある場合は慎重な投与が必要。

〈ACE阻害薬〉

血中、および組織中にある血圧を上げる「アンジオテンシンⅡ」を生成させないことで降圧効果を発揮する。心筋梗塞の二次予防の第一選択となる。
副作用＝空咳。まれではあるが、血管神経性浮腫を引き起こすことがある。

〈利尿薬〉

食塩感受性（血圧が塩分に敏感に反応する性質）が高いことによる高血圧に用

いる。体内に塩分がたまると血圧が上昇するため、尿を出すことによって水分といっしょに塩分を排出させ、血圧を下げる。心不全を予防。

副作用＝低ナトリウム血症、低カリウム血症、低マグネシウム血症などの電解質異常、耐糖能低下、高尿酸血症、高中性脂肪血症など代謝への悪影響。頻度は少ないが、光線過敏症、血小板減少症。

●その他の降圧剤

〈β遮断薬（αβ遮断薬も含む）〉


心臓の収縮力を抑えて心拍出量を低下させ、レニン酵素（血圧を調整する機能に関係する酵素）の活性を抑える。

交感神経抑制作用により血圧を下げる薬。

副作用＝気管支ぜんそくなどで禁忌、慢性閉塞性肺疾患で慎重投与。突然中止すると狭心症あるいは高血圧発作が生じることがある。

〈α遮断薬〉

交感神経末端の平滑筋の受容体を遮断し、血管の収縮を抑えることによって血圧を下げる薬。

副作用＝初回投与のときに起立性低血圧によるめまい、動悸、失神があるため少量から開始する。

〈直接的レニン阻害薬（DRI）〉

血圧の上昇に関わるレニン酵素の活性を阻害して血圧を下げる薬。長時間にわたり降圧効果を発揮する。

副作用＝血管浮腫、アナフィラキシー、高カリウム血症、腎機能障害。

〈合剤（ARBとカルシウム拮抗薬を合わせたもの、またはARBと利尿薬を一錠にした組み合わせ）〉

高齢者の目の病気にも降圧薬は影響？

カルシウム拮抗薬やβ遮断薬は、もともと狭心症や心筋梗塞の予防と治療で使われていたものが、血圧を下げる働きがわかったために世界中で降圧剤として使われるようになったという経緯があります。

血圧を下げる降圧剤を服用することによる弊害（副作用）は、全身に血液が行き渡りにくくなること。特に、**重力に逆らって血液を送り届けなければならない脳や目にダメージが起こりやすくなります。**めまいやふらつきも多くなります。高齢者に白内障や緑内障といった目の病気が増えるのは、降剤の影響もあるのではないかと考えています。

脳梗塞のリスクを高める可能性については95ページでも述べたとおりです。
また、ARBは、カルシウム拮抗薬に次いで使用されている降圧薬ですが、ARBが多く処方されるのには、からくりがあります。

もともと高血圧の治療では、ACE阻害薬が主流で使われていましたが、ACE阻害薬の特許切れが近づいてきました。特許切れは製薬会社共通の悩みの種。特許が切れると、他社が同一成分のジェネリック（後発医薬品）を市場に投入してくるため、売り上げが激減するからです。

ACE阻害薬による大きな利益が得られなくなった製薬会社は、次のドル箱としてARBを開発し、それが「新しく、安全で、効果が高い薬である」というキャンペーンを行いました。その結果、医療界ではARBが降圧剤治療のスタンダードとなった経緯があります。

医療現場でどのような薬が処方されるかといったことには、このように製薬業界の事情が反映されていることも知っておいておきたい側面です。

第4章

「減塩」で高血圧は治らない

みそ汁は「減塩」、ラーメンの汁は残す。
食卓から極力塩分を減らすことが
高血圧対策の鉄則だと思っていませんか。
実は、世界的な研究でも、減塩の効果には
「?」マークがついています。

「高血圧には減塩」の根拠は？

「塩のとりすぎは高血圧のもと」――これは、健康にさほど関心のない人にとっても常識レベルに浸透している考えかもしれません。

事実「高血圧治療ガイドライン２０１４」でも「食塩制限」という項目が作られ、**１日あたりの食塩目標値を「６g未満」**と設定しています。

欧米のガイドラインでは、日本とほぼ同様に１日６g未満、あるいはそれ以下の減塩を推奨。２０１２年に発表されたＷＨＯガイドラインにいたっては「２０２５年までに１日５g未満にすること」を推奨しています。

このような「高血圧には減塩必須！」という論調の根拠になっている研究の１つが、「DASH-Sodium」という研究です。これは１９９７~１９９９年

図14　食塩制限の降圧効果

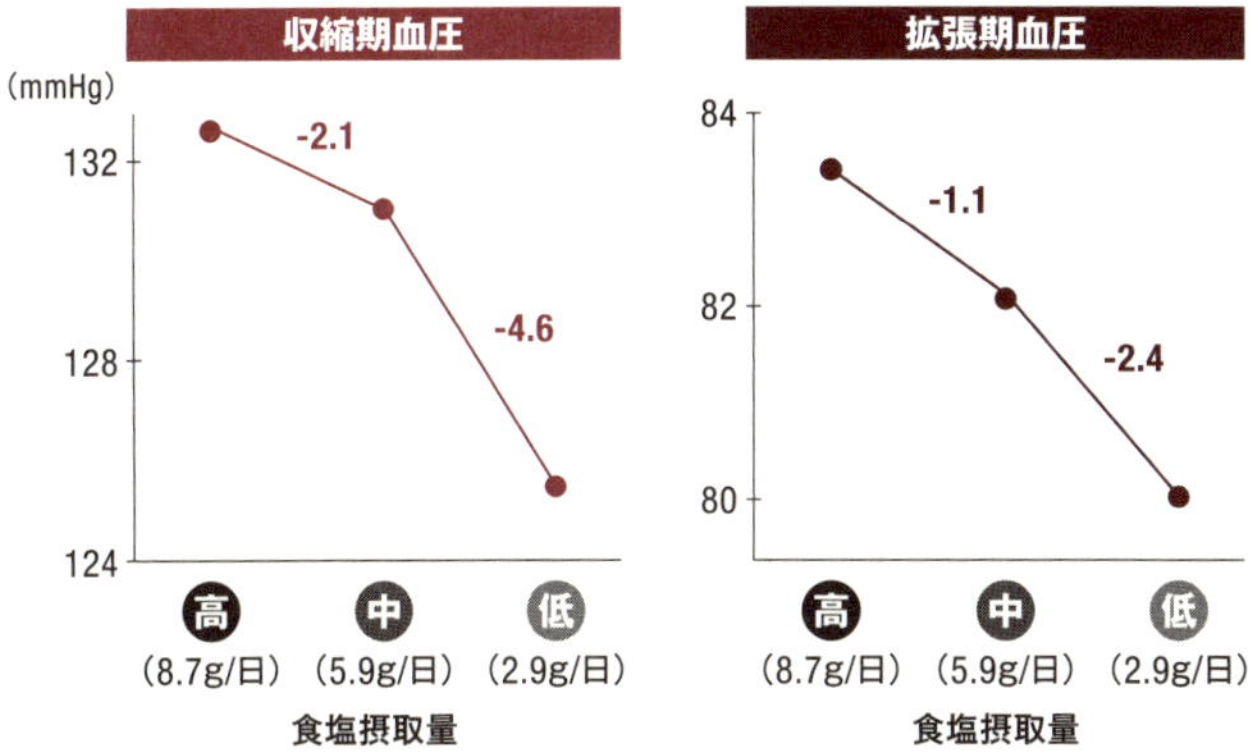

(データ:N Engl J Med 2001)

に米国で行われたもので、412人を塩分摂取量で3つのグループに分けました。食塩を1日あたり8.7g、5.9g、2.9gとる3群に分かれたところ、30日後に食塩摂取量が少ない群ほど血圧が下がったというもの（図14参照）。食塩を最も少なく摂取したグループで血圧低下は最も大きく、また、最初の血圧が高かった人ほど血圧低下が大きいという結果が得られました。

この研究は、食塩摂取量を大幅に

減らせば血圧は下がるということを報告しています。しかし、この被験者は収縮期血圧が140～159の高血圧の成人が41％を占めていたものの、平均年齢が48歳と比較的若めであること、実験期間がわずか4週間という限定された結果であるという視点で見ることもできます。

さらにこの研究の問題点を言えば、食塩を摂取しても血圧が上昇しない「食塩抵抗性」ではなく、上昇しやすい「食塩感受性」の参加被験者が多かったため、減塩による血圧降下は当たり前の事であり、被験者の選択にも公平さがかけているということです。

そもそも塩と高血圧の関係が最初に問題視されたのはいつからでしょう。これは、1961年に発表された次の研究結果（図15参照）が発端であるとされています。

世界5地域の食塩摂取量と高血圧有病率を見たところ、日本の南部の塩分

図15

50年以上前の食塩摂取量と高血圧の有病率の関係

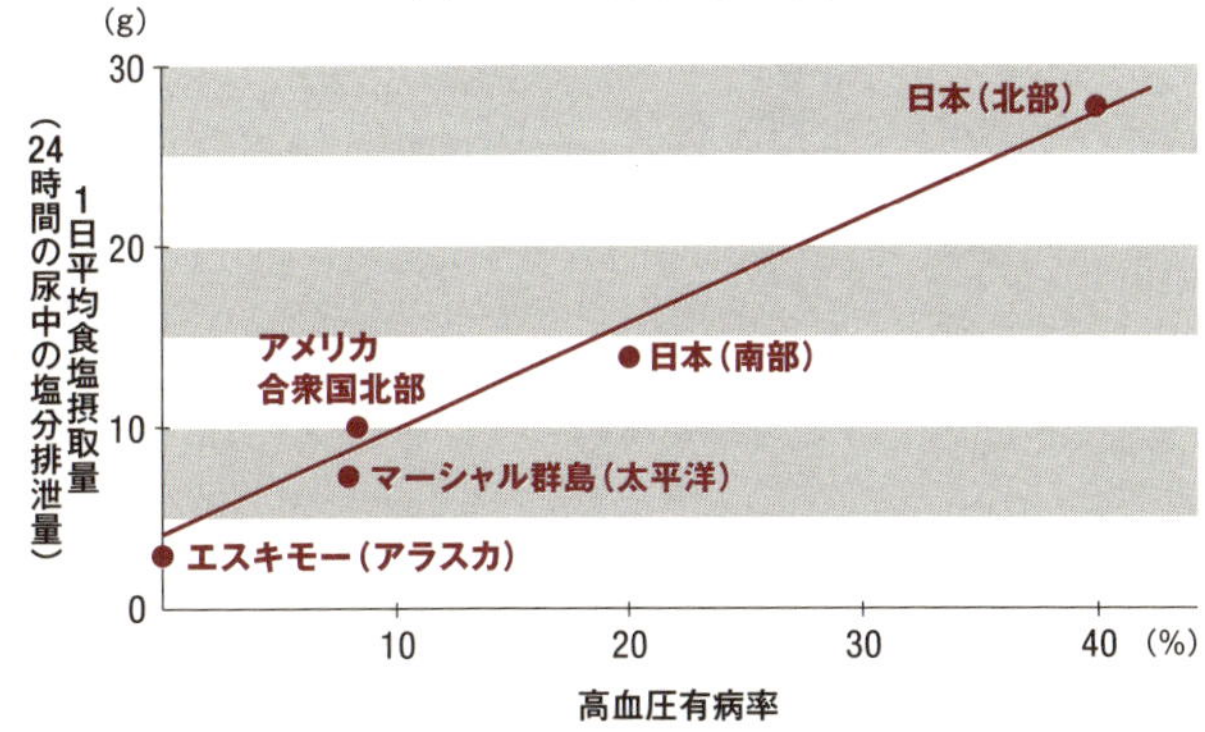

（データ:Med Clin North Am.;45:271-83,1961）

摂取量が14gで高血圧患者が21%であるのに対して、北部では26gと摂取量が多く、高血圧患者も40%近かったということ、一方、アラスカのイヌイットの人たちは食塩の摂取量はきわめて少なく高血圧はほとんどなかったことから、「高血圧の予防には減塩が重要！」と結論づけられたのです。

ところが、このデータの内容を精査するとつっこみどころ満載でした。

調査対象が、アメリカは男性のみ

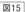

1124人、マーシャル群島では男女231人、エスキモーにいたっては、男女20人。しかもイヌイットは塩分はほとんど摂取しません。また、地域選定はどうしてそこにしたのか、性差もサンプル数もバラバラ、年齢も同じような人たちです。どうしても、塩と高血圧を結びつけたかったようです。

では、どのような研究を行えば食塩摂取量と高血圧の関係を明確に解き明かせるのか？　そこで、1982年に国際心臓学会が、国際的な統一調査にのりだし、ロンドン大学とシカゴのノースウェスタン大学にセンターが設置され、1988年に発表されたのが**32カ国52カ所、約1万79人（20～59歳の男女）を対象に行われた「インターソルト・スタディー」**でした。

大規模調査でわかった「塩分は問題ない」

「インターソルト・スタディー」では、無作為に選んだ被験者の血圧を測定し、採尿し、尿中のナトリウム排泄量をみるという方法をとりました。尿中の食塩排泄量からは、塩分摂取量が推定されます。

結果は、驚くべきものでした。122ページの図16を見てもわかるように、日本と欧米を比較すると、食塩摂取量の高い日本や中国が高血圧の有病率は約10％で、塩分摂取量の低い欧米の方が高血圧の有病率が20～30％という、まったくの逆の結果でした。要するに、塩の摂取量が増えれば血圧は低下したのです。中国の天津に至っては、1日14gという食塩排泄量の多さにもかかわらず、1日6gのアメリカの都市、グッドマンよりも有病率が低かったのです。

つまり、グラフのように**1日の塩分摂取量が6～14g以内の人には塩分摂取と高血圧発症に相関関係が見られていない**のに、現在食塩摂取量が平均10gほどである日本人に「もっと減塩を」と呼びかける根拠とされているのは、不思議でなりません。

図16　**食塩摂取が多くても高血圧になりにくい**

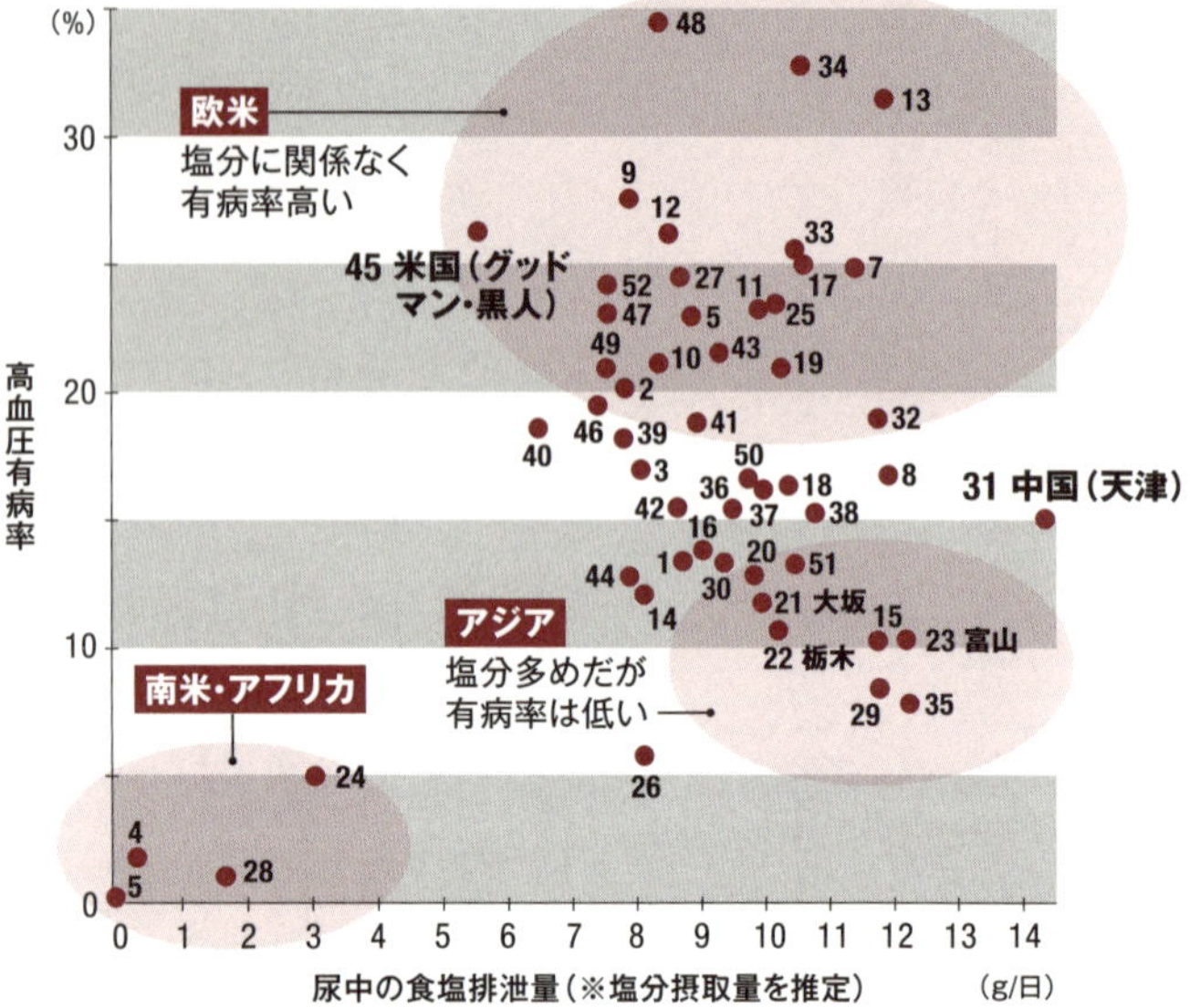

1 アルゼンチン
2~3 ベルギー
4~5 ブラジル
6~7 カナダ
8 コロンビア
9 デンマーク
10 東ドイツ
11~12 フィンランド
13 ハンガリー
14 アイスランド
15~16 インド
17~20 イタリア
21 大阪
22 栃木
23 富山
24 ケニア
25 マルタ共和国
26 メキシコ
27 ニュージーランド
28 パプアニューギニア
29~31 中国
32~33 ポーランド
34 ポルトガル
35 北朝鮮
36 ソビエト連邦
37~38 スペイン
39 台湾
40 トリニダードトバゴ
41~43 イギリス
44~49 アメリカ合衆国
50~51 西ドイツ
52 ジンバブエ

（データ:BMJ.;297319-28,1988）

減塩で心筋梗塞が増加？

食塩と高血圧の関係が見い出された1961年当時のように、1日に30g近くの食塩をとっているのであれば、減塩にも意味があるのかもしれません。しかし、**日本人の食塩摂取量は前ページでもお話したとおり、平均10g。この10年間で男女ともに1.5g減少**しています。近い将来、9gを下回りそうで心配です（図17）。

いま一度、言います。塩は、私たちの体で大切な働きをしています。**塩がなければ人間は生きていくことができません。**塩分が不足すると、口の渇き、頭痛、吐き気、血圧低下、立ちくらみ、倦怠感や脱力感が起こります。熱中症対策に塩分が不可欠であることも周知の事実でしょう。

減塩の危険性について注目する研究者もいます。

図17　**日本人の食塩摂取量は減少している**

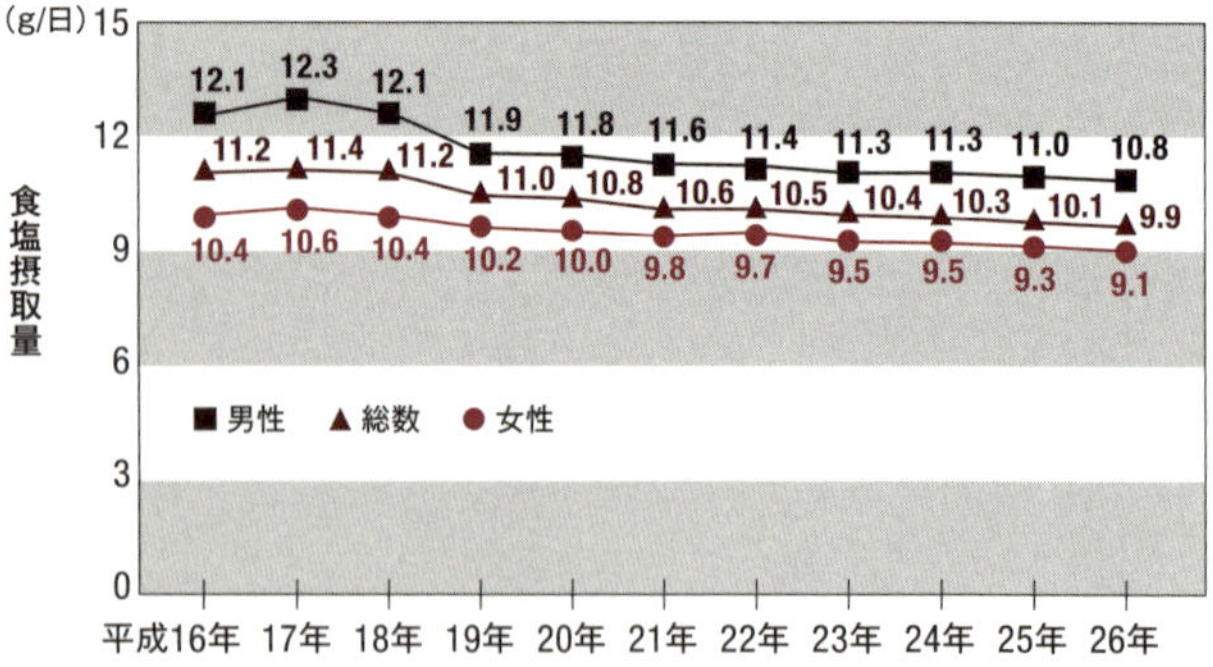

年齢調整した、食塩摂取量の平均値の年次推移(20歳以上・平成16〜26年)
(データ:厚生労働省平成26年「国民健康・栄養調査」)

減塩をすることが死亡率を高めると示唆する研究も、権威ある医学雑誌『ランセット』に掲載されています(Lanset.;351,781-5.1998)。米国で2万7729人(25~75歳)を対象に国民栄養調査を実施したところ、食塩の1日平均摂取量が最も多いグループの死亡率が最も低く、狭心症や心筋梗塞などの心血管疾患による死亡率も、食塩摂取量が少ないグループほど高かったのです。

減塩一辺倒になると、返って命のリスクを増やすことがわかりました。

体には過剰な塩分を排泄するしくみがある

ここで、体の仕組みに立ち返ってみましょう。

体には、とりすぎた塩を排泄する仕組みが備わっています。皆さんはこんな経験はないでしょうか。塩気の強いポテトチップスをたくさん食べたらむしょうに喉が渇いて、水分をいっぱい摂っているのにまだ喉が渇く、なんてこと。これは、体が血中のナトリウム濃度が高まったのを察知して「どんどん水分を摂ってナトリウム濃度を元に戻しなさい」と脳が指令を出し、体内の塩分が正常に戻るまで、水分を摂らせているのです。

血液内に多くの水を取り込んだ分、血液量が増えることによって血圧が上昇します。しかし、過剰にとった分は尿として排泄もされるため、その結果血中のナトリウム濃度が薄まり、血圧も自動的に下がるのです。こんなふうに、**塩分をとって血圧が上がるのは一時的なもの**なのです。

さらに、「塩分をとりすぎる」レベルについても一言。

みなさんは、海水を飲むことができますか？　とても無理ですよね。

また、ふだんの食事でも塩をちょっとかけすぎただけで「しょっぱくて食べられない！」となるはずです。海水の塩分濃度は、3.5％ほどです。これに対して、私たちが好む**塩の濃度は、汁物では0.7〜1％程度、煮物なら0.8〜2％程度で、その許容範囲も狭く、個人差が少ない**のが特徴です。足りなければ味気ない、多すぎると食べられない。「ちょうどいい塩梅だね」という言葉は、塩味を感じとる日本人の味覚の繊細さを言い表しています。

健康を害するほどの塩をとりなさい、といわれても実際はとれないのが人間の体なのです。本当に人間の体はうまくできていますね！

「塩化ナトリウム」に要注意

ここまで読んでいただいて、「減塩、減塩」と塩を減らすことに躍起にならず、おいしいと思う範囲の味付けで塩をとっていれば問題ないということがおわかりいただけたでしょうか。

しかし、「これだけは気をつけて」とお伝えしたいことがあります。

それは、「どんな塩をとるか」ということ。同じ海水から出来た塩でも、**さらさらの「精製塩」と、その他の「食塩」や「粗塩」を比較すると、含まれる成分に大きな違いがある**のをご存じでしたか？

そこには、1971年に施行された「塩業の整備及び近代化の促進に関する臨時措置法」という法律が関わります。

この法律は、民間企業が独自に日本の海水から塩を製造すること、独自に海外から塩を輸入することを禁じたもの。この法律の施工によって日本では「イオン交換膜製塩法」という製法で生産される「塩化ナトリウム含有量が99・9％以上」である精製塩以外の塩を生産することが事実上、不可能になりました。その結果、日本人が長年親しんできた自然塩は「特殊用塩」という枠で認められたわずかな塩以外は、消滅しました。

その後、1985年に日本専売公社が日本たばこ産業に民営化され、塩の販売も徐々に自由化が進むように。1997年には日本たばこ産業の塩事業は財団法人塩事業センターに移管し、2002年に塩の販売は自由化されました。

この食卓塩＝精製塩が、高血圧の1つの要因になっているのではと私は思うのです。

精製塩とその他の塩の違いは?

130ページの図18を見てください。「食塩」、「並塩(いわゆる粗塩)」、「精製塩」を比較すると、カリウム、カルシウムの含有量が大きく異なることがわかります。

下の図19では、さらに市場に出回っている塩ごとのデータがわかります。やはり、精製塩がカリウムを含んでいないことがわかります。

私は、高血圧の背景には、カリウムを含まない、塩化ナトリウム純度の高い精製塩がほぼ30年間とられ続けてきた、ということが関係しているのではないかと思っています。

血液を流している血管も小さいながら筋肉です。ナトリウムには筋肉を収縮させる働きがあります。料理にもこの原理が応用されていて、焼き魚にす

図18

カリウムがほぼゼロの精製塩

	ナトリウム含有量（mg）	カリウム含有量（mg）
食塩	39000	100
並塩（粗塩）	38000	160
精製塩（家庭用）	39000	2
精製塩（業務用）	39000	2

（データ:文部科学省日本食品標準成分表 2015年版（七訂）より作成　※100gあたりの含有量

図19

塩の組成の例（乾物基準表示）

※水分以外を100%として表示

タイプ	製品名	塩化ナトリウム	塩化カリウム	マグネシウム	カルシウム	水分
高純度塩	精製塩	99.9	0.00	0.00	0.00	0.0
	食塩	99.7	0.30	0.02	0.02	0.1
	アルプスの塩	98.7	0.10	0.00	0.00	0.0
	イタリア岩塩	99.9	0.00	0.00	0.02	0.0
並塩		99.2	0.30	0.08	0.06	1.6
輸入天日塩		97.3	0.04	0.02	0.05	2.4
にがり	天塩	98.1	0.04	0.47	0.05	6.1
添加塩	いそしお	97.5	0.21	0.31	0.22	3.2
	伯方の塩	98.9	0.06	0.07	0.08	3.9
	万能極楽塩	98.3	0.27	0.03	0.05	0.3
	海の精	94.5	0.38	0.61	0.25	9.4
	瀬戸のあらしお	99.2	0.10	0.08	0.06	8.1
	ゲランドの塩	96.2	0.30	0.58	0.16	9.8
	瀬戸のほんじお	88.2	9.41	0.37	0.18	5.2
多カリ・多マグ塩	低納塩	64	15	1.5	0.00	5
	ライトソルト	45.7	53.3	0.00	0.03	0.1

（データ:「塩の情報室」http://www.siojoho.comを参考に作成）

る前、身に塩を振ってから焼くとしまるのは、このためです。ナトリウムを摂る事で筋肉である血管は収縮するため、血圧が上がることになります。この塩化ナトリウム99.9％を食べさせられ続けたのですから、本当にゾッとしますし、いまさら「減塩しましょう！」というのもおかしな話です。

本来ならば、自然塩のようにナトリウム、カリウム、カルシウムなどのミネラルがバランスよく入っていれば問題ありません。特に、余分なナトリウムを排出してくれるミネラルである、カリウムが含まれていることがすごく大事です。

「岩塩」にはカリウムが含まれていない

じつは、精製塩とともにカリウムをほとんど含まない塩が「岩塩」です。

国内で流通している塩は、原料によって海水を原料とした「海塩」、岩塩を原料とする「岩塩」、中国奥地や死海などで生産される「湖塩」に分けられます。岩塩とは数億年前に地殻変動などによって海水が陸に閉じ込められ、水分が蒸発して結晶化し、地中で圧縮されたもの。世界の塩の生産量の3分の2を占めますが、日本では産出されず、ヒマラヤやヨーロッパ産のものが有名です。焼き鳥屋さんなどで、岩塩をつけていただくのは美味しいですよね。こういった〝楽しみの塩〟は別として、日々、料理に使う塩は日本人が古くから食べ続けてきたミネラル豊富な「海塩」、なかでも精製していない自然な塩を使っていただきたいのです。

平成22年より「食用塩の表示に関する公正競争規約」が定められ、食塩の表示が統一されています。海水、海塩、岩塩、湖塩などの原材料表示が明確化され、定義があいまいな「自然塩」「天然塩」といった表示は禁止に。適正な表示がなされた塩には「しお公正マーク」がつけられています。

ぜひ、スーパーに並んでいる塩の表示をチェックしてみてください。

第5章

わずか1分で血圧をその場で下げる方法

薬にも、減塩にも頼らなくていい。
その場で血圧を下げる「降圧ツボ」と
血管の柔軟性、心肺機能を高める
「降圧ストレッチ」の合わせ技で、
血圧が上昇しにくい体質を手に入れることができます。

薬も減塩もいらない加藤式降圧法

　降圧剤は、年齢とともに体の自然な働きとして上昇してきた血圧を無理に下げようと作用するものなので、血流が悪くなり頭がぼーっとする、気力が低下するなどの副作用が心配です。また、減塩対策もすべての人に必須なものではなく、おいしくいただける範囲であれば、やはり塩は人間の体に重要なものといえます。では、血圧の上昇が気になる人はいったい何をすればいいのでしょうか。

　まず、**人それぞれの正常値を示す「年齢＋90」という数値を超えた人は、血圧という数字がなんらかの異変を示していると受け止めることが必要です。**息苦しさや動悸など、気になる症状が出ていれば医療機関へ。しかし、さしあたって気になる症状はないけれども血圧を「年齢＋90」以内にしたい。そんなときに効果を発揮するのが、「ツボ」と「ストレッチ」という2つの方法で構成され、忙しい人でもすぐできる「加藤式降圧法」です。この降圧法は**①場所を選ばず、どこでもできて即効効果が得られる「ツボ押し」②毎日5分行うことで血圧が上昇しにくい体質を整えていく「ストレッチ」という、2つのアプローチ**によって構成されています。ツボは脳へ、ストレッチは肺と血管へと、効かせる場所も異なりますから、効かせたい状況に合わせて行っていただきたいのです。

ツボ押しがその場で血圧を下げる理由

この本をお読みになっているあなたは「ツボ押しだけでそんなに効くの？」と疑いの気持ちをお持ちかもしれません。

しかし、**ツボ押しには脳を刺激し、自律神経を調整することで血圧を「自**

然なあるべき状態」にコントロールする働きがあります。

ツボ押しは、中国を中心に発達してきた東洋医学の治療法の1つ。東洋医学では体の好不調は「気の流れによって生じる」とされ、「気」が病むと文字通り「病気」になると考えます。ここでいう「気」とは、体をめぐるエネルギーのようなもので、気の通り道であるのが「経絡《けいらく》」。そして、経絡の要所要所にあり、気の流れを調節しているところが「経穴《けいけつ》（ツボ）」と位置づけられています。

東洋医学では、何を調べても「気のエネルギー」や「経絡の流れ」などの話になってきます。私はそれを昔から非常に分かりにくいと思っていました。しかし、これを**西洋医学で現代風に解釈してみるとぐんと分かりやすくなります。**

まず、ツボは「神経が集中している場所」といえます。脳は全身から情報を集め、常に体に異変がないかをチェックしています。その情報ネットワークである末梢神経は、クモの巣のように全身に張り巡らされています。その神経が重なり合っている、いわば**「神経の交差点」といえるのがツボです。**神経が集中している箇所は**交通渋滞も起こりやすくなります。**この渋滞を改善し、体の異変を脳に素早く伝えるために交通整理をするのが「ツボ押し」なのです。

138ページの図20を見てください。ツボ押しをすると、ツーンと響くのは、神経に触れている証拠。**ツボを刺激するとすぐさま脳へと情報が伝わり、「視床下部」がその情報を受け取ります。**脳の中心に位置する視床下部は自律神経の中枢であり、体温や血圧の調節、食欲のコントロールなどを行う場所です。

なぜ薬学を研究している私が、東洋医学のツボ押しに目を付けたのかは、自律神経が不調のとき、西洋医学ではお手上げだったから。自律神経に直接効く薬はないのです。しかしある日**「ツボ押しは末梢神経を介して脳の自律神経に直接アプローチできるすごいメソッド」**だと気づきました。**ツボ押し**

図20　ツボで血圧が下がる仕組み

1
神経の交差点にある
ツボを押す

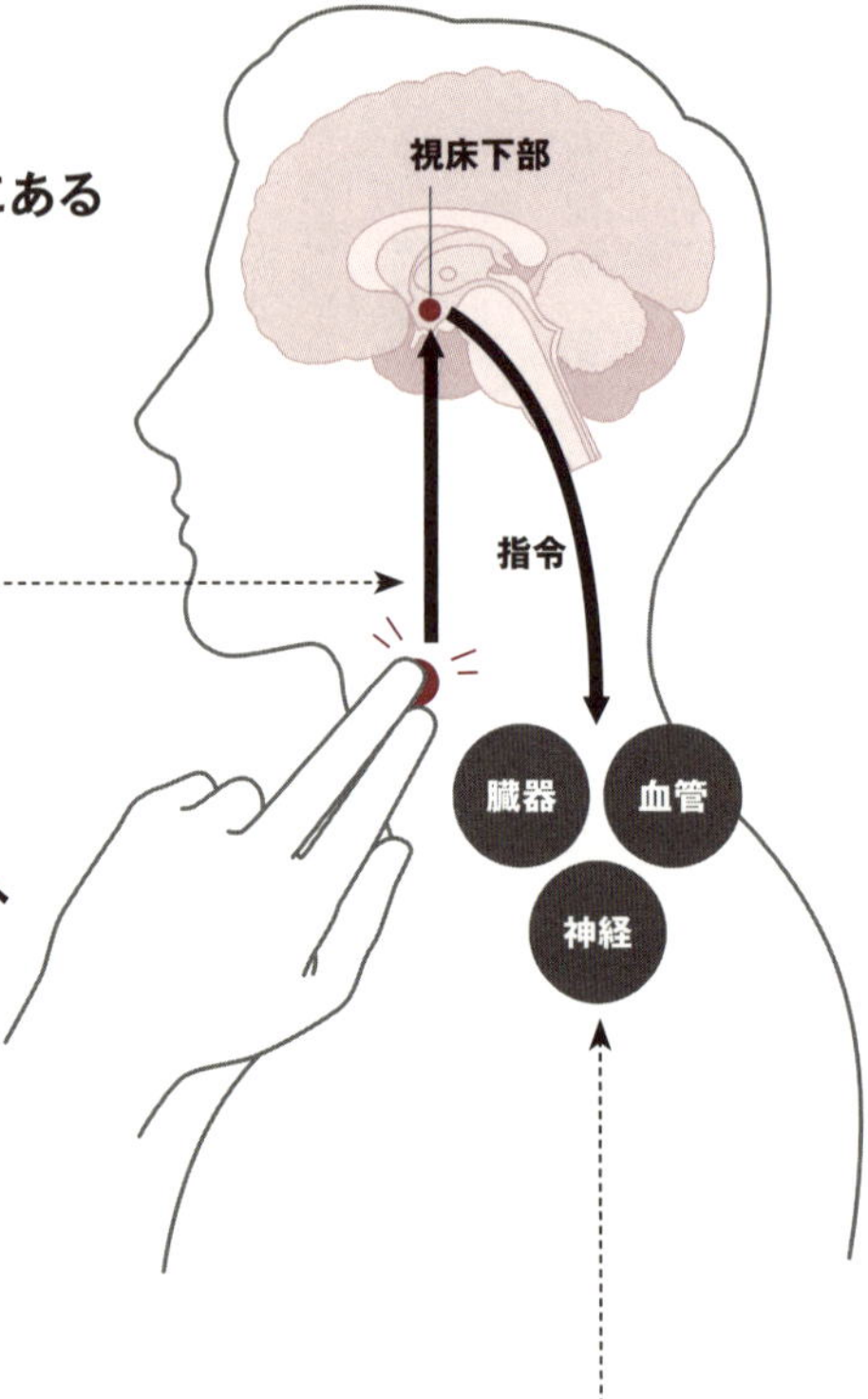

2
神経を通じて
脳の視床下部へ
信号が届く

3
視床下部から指令が出て
自律神経が血圧を調整する

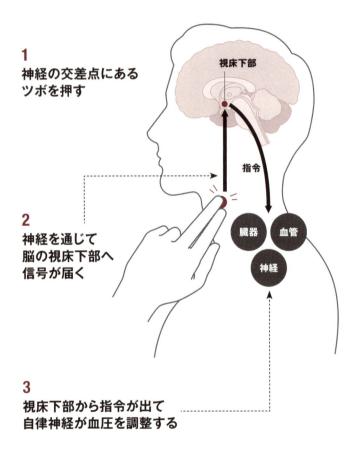

により渋滞が緩和され、脳への情報が素早く届き、視床下部からの体の修復命令が出て、血圧は最もよい状態に調整されるというわけです。降圧剤で強制的に下げるのとは異なり、ツボ押しは体に負担となる副作用もありません。

本来、人間の体は正しく働いてさえいれば、病気になる前にちゃんと治してくれているはずです。だから、**「ツボ押しは体を正しく働かせる為のスイッチ」**ではないかと、深く研究するようになりました。

たとえば「胃が痛い」と感じるのは、胃の状態が悪いのを脳が知らなかったから。〝胃粘膜の異変情報〟を、末梢神経を通って脳へ伝えようとしても、神経の渋滞が起こっていると情報は途中で止まり、脳は異常をキャッチすることができません。そのため、胃は本人に不調を知らせるためにサインとして〝痛み〟を起こすわけです。ですから「胃の調子が少しおかしいぞ」程度の**病気になる前の不調の時点で、予防するツボ押し**をぜひ行っていただきたいのです。

正しいツボ押しができていない人が大多数

ツボ押しは神経の交通渋滞を解消し、体のさまざまな部位の異変を素早く脳に伝え、脳が解決策を伝達しやすい状態に整えます。

疲れがとれない、イライラする、眠れない、胃腸が弱くすぐお腹をこわしてしまうなど、**薬を飲むほどではない症状があるときは、ツボ押しをお勧めします。うまく押すことができれば即効性もあり、その症状が落ち着いてきます。**

「うまく押すことができれば」と言ったのは、実はツボを正しく押していない人がとても多いからです。

適当な場所を押さえるのでは効きません。また、力任せにぐいぐい押すのもNG。**ツボ探しのカギは、骨にあります。**ツボは神経の交差点にあります。

神経は非常にもろく、骨に守られるようにその裏側を通っています。ですから、ツボを探すときは骨をたどっていき、骨の内側に指をもぐらせるように押して「ツーン」とくる感覚があれば、そこがツボです（詳しくは20ページ）。骨のない部位については、「○○から指幅○本分」などの説明を参考に、見つけてみてください。ズーンと少し響くような感じの実感を頼りにすると、ツボを見つけやすくなります。

また、ツボの優れているところは、**押す強さによって調整ができるところです。**「痛い！」と悲鳴を上げるような強さでは毒になりますが、「これ以上は痛いからやめて」という一歩手前の、イタ気持ちいいような強さで、5秒ほど押すと最も効果が得られます。薬も「毒になる量の一歩手前が治療薬になる」のですが、これは薬とツボの一致する点だと思います。毎日同じ場所のツボを押してみて今日は痛いぞ、今日は気持ちいいぞ、とチェックすることで、自分の健康状態の管理にも役立てることもできます。

医療現場でもツボの効果に関する研究が進行

ツボに関して、**医療現場でも積極的にこの働きを活用しようとする動き**がありまず。

不眠を訴える入院患者に就寝前にツボ刺激（神門、百会。冷えのある人には足三里と曲池を追加）を行ったところ、**睡眠時間が平均89分延長し、熟睡感が上昇した**という報告もあります（日本東洋醫學雑誌56（別冊）,218,2005）。また、肩こりのある女性にツボとストレッチによるプログラムを実践してもらったところ、対象者全員の**肩こり感が軽減、ストレスホルモンといわれるコルチゾール濃度が減少した**という報告も（関西鍼灸大学紀要2,30-36,2005）。

さらに、近年では世界的にもその医療効果が認められています。世界保健機構（WHO）は神経痛やめまい、眼精疲労など47疾患へのツボ刺激の有効性を認めており、2006年には、361カ所のツボの位置に関する世界基準が確定されました。

薬では届かない脳の自律神経に直接効き、しかも即効性がある。なにより、タダでできる。ツボは究極の医療ではないかと思っています。

私自身も、ツボを押して寝る場合と押さない場合とでは、眠りの質が違うと感じます。ぜひ、あなた自身の体でツボ効果を確かめてみてください。

「高血圧体質」を根本から治す降圧ストレッチ

ここまでお話ししたように、ツボは一時的に上昇した血圧をその場で下げることができます。しかしツボを押しても「今ひとつ効果が実感できなかった」という人もいるかもしれません。このような人は、ツボによる神経刺激では不十分だということ。それは、血圧上昇の原因が「脳が知らなかった」のではないということを意味します。という事は、ズバリ原因は「肺」と「血管」です。**肺の衰えによって「心肺機能」が低下している場合や、運動不足が続き筋肉がガチガチに硬くなることで血管も硬くなり、血流が悪くなっている場合。これらが血圧上昇の原因であれば「ツボを押して脳が改善命令を出す」というアプローチでは血圧を下げることは無理なのです。**

血圧上昇の原因が「心肺機能」の衰えにある、と書きました。でも、血圧に関わるのは、血液を送り出す心臓の方じゃないの？　と思ったあなた。いい質問です。

ここからは血圧のメカニズムについてお話ししましょう。

降圧ストレッチは肺と血管に働きかける

血液を全身にめぐらせるメインポンプは「心臓」です。しかし、心臓だけでは全身に血液を送ることが難しく、特に心臓から遠い足先のすみずみまで送り届けるには、この小さなポンプでは無理があります。そこで、筋肉がメイン補助ポンプとなって手先や足先まで血液を送っているのです。そしてもう1つの大切な補助ポンプが肺です。あまり知られていませんが、**肺の十分な伸縮がないと酸素をたっぷりと含んだ血液を心臓に送ることができません。**

ですから、本書でぜひみなさんにお伝えしたいのは、**高血圧の根本原因として「肺機能の衰え」を見逃してはいけない**ということ。

アメリカでこのような報告があります。高血圧や心血管疾患、がんに罹っていない男性1万3953人（20～90歳）を対象に36年間追跡研究した結果、「心肺機能の高い人は低い人と比べたとき、高い人のほうが上の血圧（収縮時）が高血圧症レベルに達する時期が8年ほど遅くなる」という興味深い報告もあります（J Am Coll Cardiol.;64,1245-53,2014）。

年齢によって肺活量が少なくなると、必要な酸素を脳や全身にスムーズに送ることができなくなってきます。全ての血管の内側には酸素量をはかるセンサーがあって、酸素不足を感知すると「心臓のポンプ力を高めよ！」と指令を送ります。心臓がさかんに働き、心拍数を上げることによって酸素量を安定させようとします。血圧が上がるのはこのためです。

血圧が高くなる背景には肺の衰えがあるからこそ、**肺活量を上げることによって酸素を送り届ける力が高まれば、心臓も過剰に働かなくて良くなり、血圧も自然に下がるはずなのです。**

その証拠に、アスリートの多くは低血圧だということをご存知ですか。トレーニングによって肺活量が高くなると自然と低血圧になっていきます。つまり、アスリートほどではなくても、私たちも心肺機能を活性化することで一度に取り込む酸素の量が増え、酸素供給効率が高まって、血圧を低く抑えることができるというわけです。

血圧が上がる2つの理由

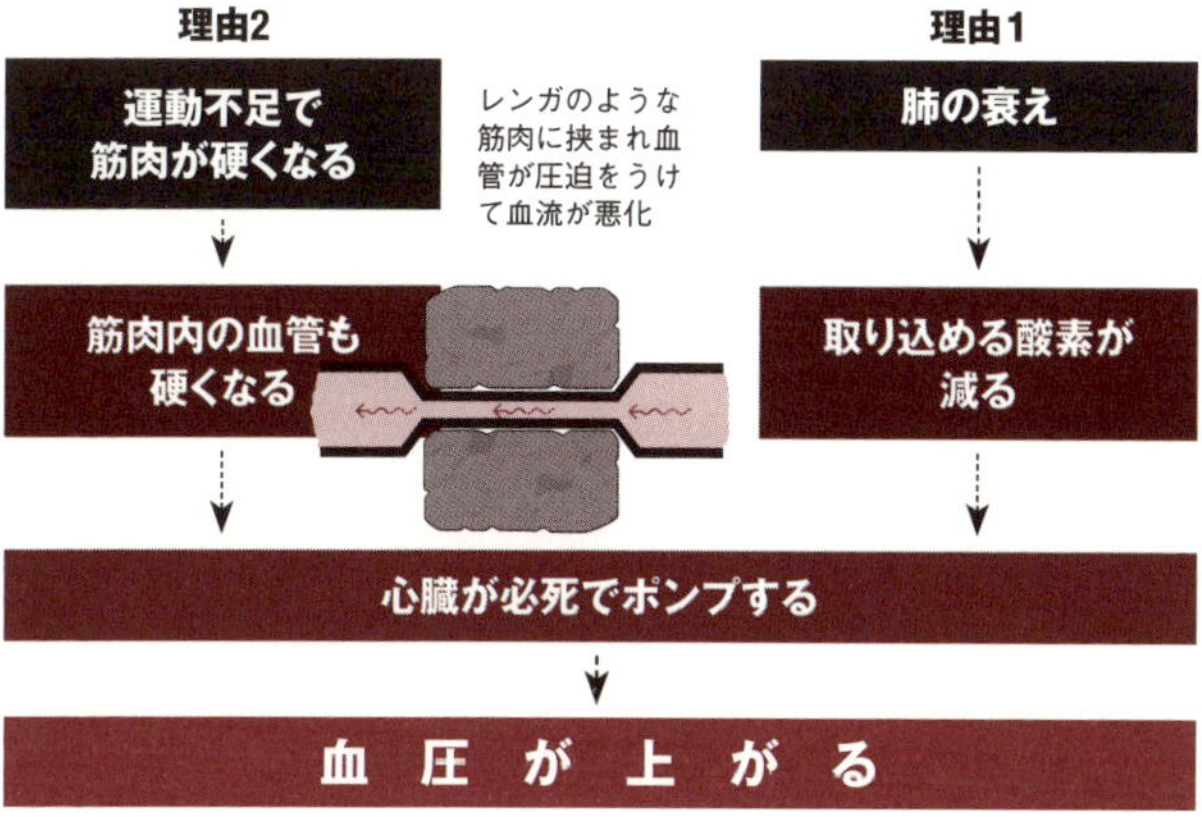

「降圧ストレッチ」では、デスクワークや猫背で縮こまり、機能が低下しやすい肺をダイナミックに動かすことによって肺活量を復活させていきます。

そしてもう1つ、忘れてはならないのが、「筋肉の硬さ」。多忙で日々がんばっている人ほど、運動不足にならざるをえないのが現代社会です。しかし、運動不足になると筋肉は使われず、伸縮性が悪くなり、レンガのように硬くなります。硬くなった

降圧ストレッチが効く理由

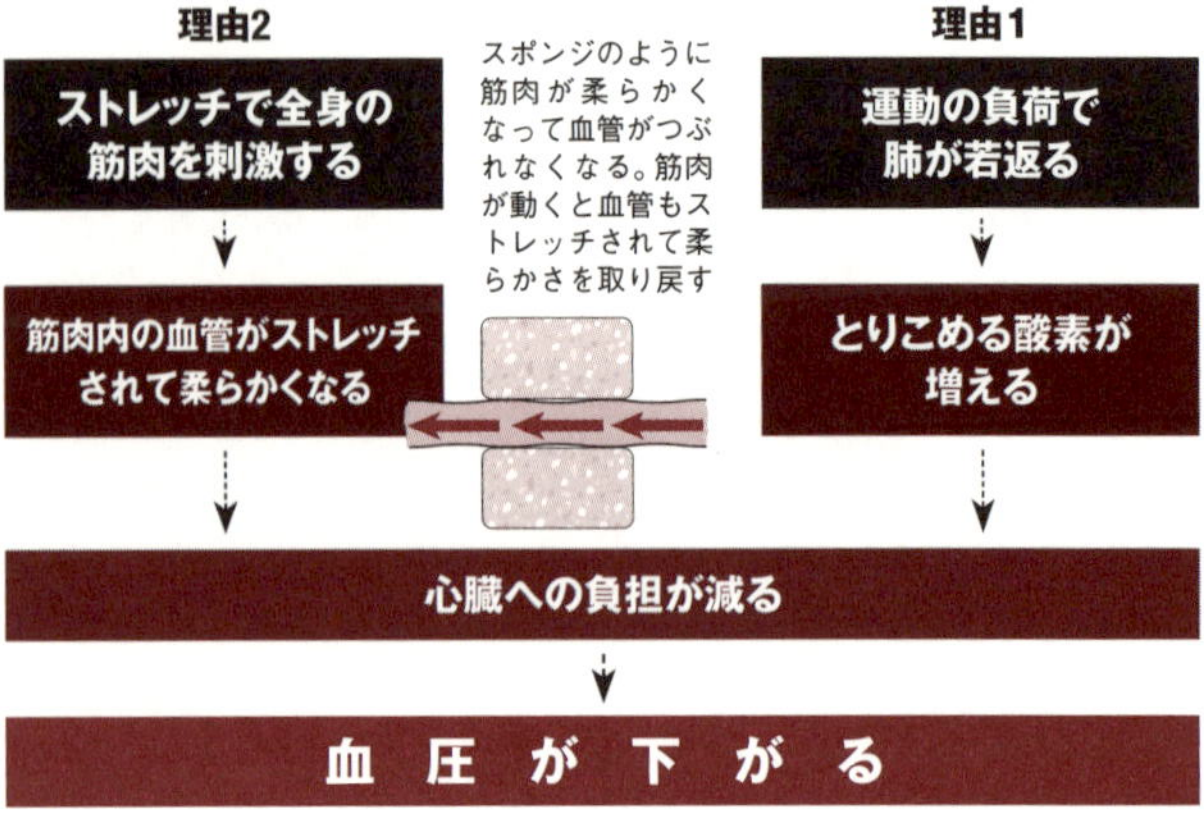

筋肉は周囲を走っている血管を圧迫し、血管を悪くします。血管も「平《へい》滑筋《かっきん》」という筋肉で出来ているので、動かないと血管もカチカチに硬くなります。

このような状態で降圧剤を飲み、血管を拡張させようとしても硬い筋肉が邪魔になり降圧効果は期待できません。それどころか、効かないからといってどんどん薬の量を増やしたり、他の薬と組み合わせたりして強引に血圧を下げようとすると、かえって体を害する一方です。

そこで32ページの「降圧ストレッチ」の出番です。

筋肉と血管を同時に伸ばす、縮めるを繰り返すことによって、筋肉はスポンジのようにしなやかで柔らかな状態に変わります。すると、やわらかくなったスポンジが収縮して圧をかけても血管はつぶれないので、血液はスムーズにめぐり、血圧はその人にとって最適な状態を維持できるようになるのです。

「年齢＋90以上」の人はメタボ要素が強い

血圧が高くなってきたということは、肺の機能が衰え始め、筋肉や血管が硬くなりはじめたという重要なサインです。

34ページの「肺年齢」「血管年齢」のチェックもぜひ行ってほしいのですが、肺や筋肉の健康度を簡単に確かめられる方法があります。

それは、**「5秒間ダッシュする」**というもの。たった5秒？　と思いますが、**実際やってみると足がもつれたり、自分がイメージしたよりも全然走れないという現実**をまざまざと見せつけられるはずです。

ふだんは歩いて登っている駅の階段を一気に駆け上がるのでもいいでしょう。いつまでたっても心臓がバクバクして呼吸も収まらないようなら、心肺機能も血管年齢もかなり老化しているといわざるを得ないでしょう。

私が開催しているストレッチ教室でも、簡単なストレッチをするだけでハアハアと息使いが荒くなったり、「次の日にすごい筋肉痛になりました！」という方が多くいらっしゃいます。

厳しいことを言いますが、ちょっとしたストレッチでも息苦しくなったり、筋肉痛になるようであれば、自分の体がかなり「ポンコツ」になっているということだと自覚をしてほしいのです。**車はパーツを交換して修理ができま**

すが、人間は部品交換はできません。

常に循環している血液によって内臓は洗われ、血管内もクリーンな状態を保っています。流れが速い川はきれいですが、流れが悪くなるとよどみ、放っておくとドブ川のように汚れます。血液も同じなのです。

あなたの血圧が**「年齢＋90以上」に上がっているということは、血管内をきれいな血液がめぐる力が衰えているということ。高血圧だけでなく、糖尿病や高脂血症などメタボ度も高まっている**と言わざるをえません。

生活習慣病の9割は運動不足が原因

生活習慣病の9割は運動不足が原因で起こっていると私は考えています。食べ物をあれこれ工夫するよりも、肺活量を上げる、筋肉をまんべんなく動かすほうが、血管、臓器の働きをダイレクトに正常化できます。

もちろん、今日行ったことの結果がすぐに明日出るわけではありません。良くなるのも悪くなるのも、日々の積み重ねなのです。

たとえば五十肩という腕があがらなくなる症状がありますね。これは40歳ほどの歳から体を動かすことが減り、5年、10年かけて悪くなって50歳頃に発症するので「五十肩」と言われるようになったのでしょう。

また、肥満も同じ。脂肪だってすぐにつくわけではありません。5年、10年かけて少しずつ進行するのです。若い頃は営業マンで一日中あちこちを駆け回っていた人が、地位も上がりデスクワークが多くなったとたんに運動量が減って肥満になるのです。

よく肥満対策に食事制限をする人がいますが、食事だけでは対策にはなりません。なぜならば、若いときはご飯を何杯もおかわりしてあんなに食べていたのに、太らなかったはずです。しかし、年齢を重ねるにつれ徐々に筋肉量が減り、血液のめぐりも悪くなり、脂肪がつき、やがて生活習慣病にかかる――という誰でも同じ道を通るのです。

このように、**ほとんどの生活習慣病の陰には「運動不足」が隠れています。**

そうはいっても、「運動習慣」をつくることは本当に難しいものです。今日から歩こう、休日にジョギングしようと決意しても、「寒くなってきた」「今日は疲れたから」「明日早いから」と言い訳ばかりが浮かびます。結局、やろうと思っても一年中できないのが現実だったりします。

筋肉を刺激するだけ。運動嫌いでもOK

運動が体にいいということはわかりきっていても、できないのが人間です。人間は楽をしたい生き物なのです。

だからこそ「加藤式降圧法」は簡単に、忙しい人でも負担なく行えるようになっています。

家の中でテレビでも見ながらできるから簡単。

しかも、歩いたり走ったりという動作だけではほとんど使われていない筋肉を、ストレッチによってすみずみまで刺激します。

ちなみに、体をほぐしてもらうマッサージはとても気持ちがいいですが、筋肉の表面しか刺激できていません。それよりも、関節まわりからしっかり動かすほうが、筋肉の深い部分を刺激できるのです。たとえば36ページのストレッチで、腕を背中側で組むことができない人は、筋肉の奥が硬く縮こまっている証拠です。それでも毎日ストレッチを続けることで、必ず写真通りのポーズをとることができるようになります。

それでも「時間がなくてなかなか……」と思うあなた。「忙しいからできない」と放置した結果、突然倒れて人生が終わってしまう人がいかに多いことか。

私自身、多忙のピークのときに倒れて、初めて健康のありがたさを痛感しました。以来、「休む時間も鍛える時間も含めて仕事」と考えを切りかえました。

24時間のなかで、自分に「この時間は、運動の時間」とアポイントを入れる。そのぐらいの心構えで行えば、必ず継続できますよ。

降圧ストレッチの福音！

降圧ストレッチには次のような様々なメリットがあります。

①血圧が正常になる

年齢とともに、運動不足になって低下していた心肺機能が高まり、硬くなっていた筋肉が柔軟性を取り戻し、血管がしなやかになることで、あなたにとって最も最適な血圧に落ち着くようになります。

②疲れにくくなる

筋肉を動かす習慣ができると、脳への血流も高まります。私自身、かつて運動不足だったときは「外に出るとすごく疲れる」ので、ニートの様な生活をしていたことも。ところが、ストレッチを習慣化することで筋肉がしなやかになるとアクティブになり、自然に外に出たくなるようになりました。日中の活動量が増えると、夜もぐっすりと眠ることができます。だから疲れもたまらない、という好循環の体になりました。

③心が安定する

血圧が上昇し始める50～60歳代ぐらいの年代の男性に多いのが、怒りっぽくなったり、うつ傾向になる症状です。これは、精神を安定させるセロトニンというホルモンの減少が関係しています。セロトニンの分泌を促すには、背中やおなか、お尻や太ももといった体の大きな筋肉を動かす事が大切です。ストレッチで体の重要な筋肉を動かすだけで、セロトニンの分泌も活発になります。また、筋肉の伸縮で血液のめぐりが良くなれば、脳血流が改善し、自律神経も安定してきますので、常に心が穏やかに過ごせるようになります。

④見た目が若返る

内臓や血管の状態はてきめんに見た目に映し出されます。血行が良くなれば肌の色もよくなり、髪の毛のつやもアップ。降圧ストレッチは姿勢の改善効果も高いので背筋がきれいに伸び、体全体のシルエットがスリムになる効果も。

⑤生活習慣病、認知症を予防する

心肺機能が高まると、**酸素を行き渡らせる力が向上し、脳の血流も高まります。**さらにストレッチを習慣化すると、骨格筋から「ミオカイン（マイオカイン）」というホルモンが分泌されます。ミオカインは高血圧、動脈硬化、心筋梗塞、認知症などの生活習慣病を予防する物質として、注目されているホルモンです。このホルモンを増やすには、ハードなトレーニングよりも毎日少しずつ行うストレッチのほうが効果的であることがわかっています。

降圧ストレッチでホントに下がった！ 体験談

H・Sさん 55歳・女性

2か月後に最高血圧164→110mmHg
最低血圧94→72mmHg

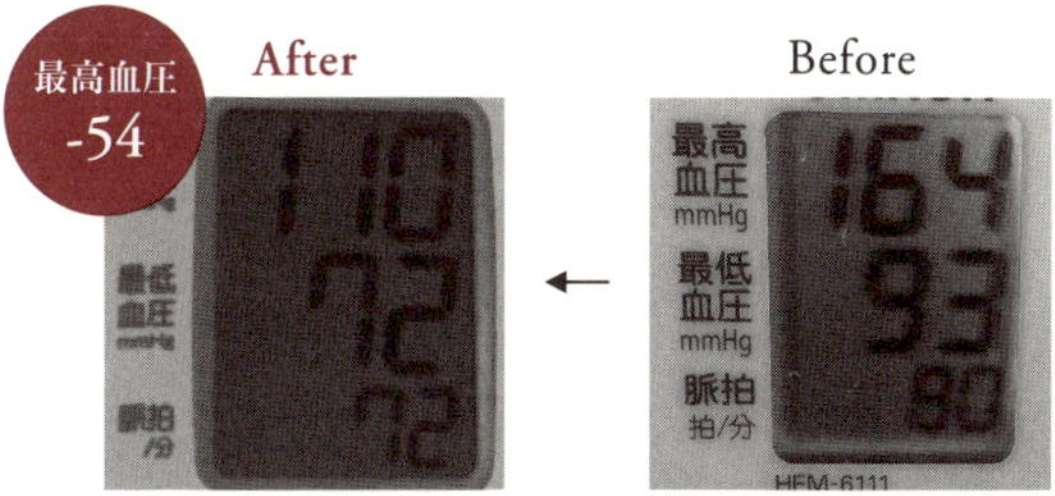

2年前から血圧の高さを検診で指摘されるようになり、最近の検診でとうとう160を超えて…降圧剤とのお付き合いが始まるのかなと思っていました。

ところが、加藤先生のツボ押しを試したところ、164あった最高血圧が即効で144に。1回で20も下がりました（26ページ上参照）。しかし、ツボだけでは根治にはならないそうで、確かに、翌日に計ると元に戻っています。そこで、体質改善ができる降圧ストレッチも始めたところ、1週間後から徐々に下がり始め、2か月後には上が110、下が72と、最高血圧が54も下がりました。朝の目覚めに気持ちよくできるし、これからも続けられそうです。

S・Tさん 64歳・女性

10日後に最高血圧153→117mmHg 最低血圧89→76mmHg

最高血圧 -36

After　　Before

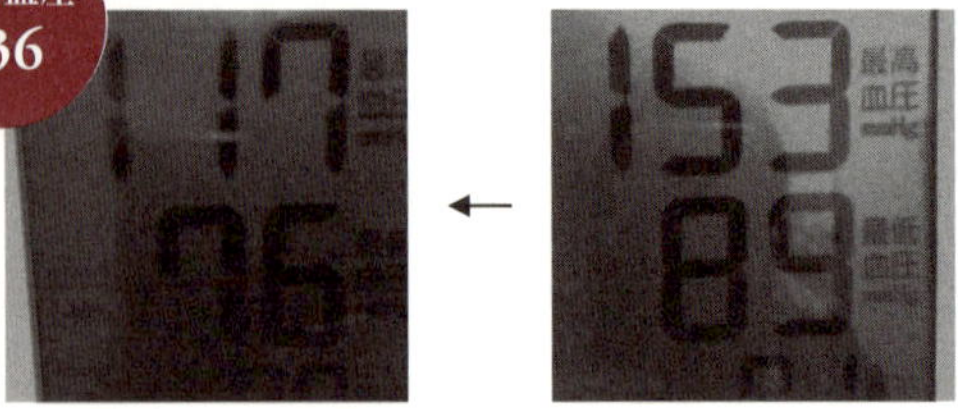

これまで血圧の心配とは無縁でしたが、ある日行きつけのマッサージ店で計ってもらったところ、上が150台も！　これは薬とのお付き合いになるのかと不安がよぎりましたが、でもその前に、まずは自分でよくなる努力をしようと降圧ストレッチを始めました。時間も1回5分程度、やり方もとても簡単でしたし、キツさも全然感じませんでした。逆に最初は「こんなに簡単で効くのかな？」と疑う気持ちさえありましたが、ストレッチ前後の血圧を計ってみたところ、毎回、実践後は上の血圧が10から20下がったので効果を確信。食事も生活もいつも通りでしたが、10日後には上の血圧が110台で安定するようになりました。

第6章

もっと！
高血圧にならない体になる8つの習慣

降圧ツボとストレッチ習慣を始めるのと
同時に始めたいのが、食事を含めた
ライフスタイルの改善。
ここから紹介する8つの習慣も心がけると
血圧コントロール効果を高められます。

生活習慣病を治すのは、生活の改善だけ

降圧剤は血圧を下げるものですが、動悸や気力の低下、めまいや立ちくらみなど、副作用と無縁ではありません（107ページ参照）。血圧を下げることができても、総合的に見ると健康にマイナスになりうる降圧剤よりも、**食事を含めた日々の生活習慣を変えるほうがはるかに健全であり、安全です。**

ここからは、あわせて実践してほしい8つの生活改善法をお伝えしましょう。

習慣1　降圧剤はスーパーで買う

血圧を上昇させるナトリウムを排泄する働きのある栄養素が、「カリウム」です。カリウムは左の表のとおり、身近な食べ物に豊富に含まれています。

カリウムが摂りやすい食べ物リスト

	カリウム量
【穀類】　未精製のものがカリウム豊富	
全粒粉パン　食パン8枚切り2枚分	330mg
ライ麦パン　食パン8枚切り2枚分	190mg
玄米ご飯　茶碗1杯分	190mg
【種実類】手軽にパクっと食べられる補給源	
無塩いりアーモンド20g	148mg
ゆで栗100g・約5個	460mg
バターピーナツ　20g	152mg
【魚・海草類】　海でとれるものはカリウム豊富	
サワラ(焼き)1切れ・80g	392mg
うるめいわし・丸干し(2匹=正味100g)	180mg
めかじき一切れ・焼き　100g	630mg
かつお・春獲り生　100g	430mg
ぎんざけ・養殖焼き一切れ(80g)	368mg
ぶり・焼き　1切れ(80g)	352mg
乾燥ひじき　大さじ1(5g)	320mg
刻み昆布　一食当たり3g	246mg
【肉類】　赤み、脂肪少な目が選ぶポイント	
輸入牛肉もも・焼き　100g	320mg
豚肉ヒレ・焼き　100g	690mg
とりむね肉・皮なし　100g	570mg
【豆類】　大豆は超優秀なカリウム源	
いり大豆　100g	2000mg
ゆで大豆　100g	530mg
蒸大豆　100g	810mg
納豆1パック(50g)	330mg
【野菜】　一食当たり効率的にとれるいも類に注目	
ほうれん草(ゆで・4分の1束60g)	414mg
里芋(2個=正味80g)	512mg
さつまいも　皮付き蒸100g	390mg
じゃがいも　蒸し100g	330mg
かぼちゃ　ゆで　100g	480mg
やまといも　生100g	590mg
ゆでえだまめ100g	490mg
【果物】　暖かい地域の果物に多い傾向が	
ゴールデンキウイ(1個=正味100g)	300mg
バナナ(1本=正味90g)	324mg
露地メロン(四分の1=250g)	875mg

※一日のカリウム摂取目安は男性3000mg、女性2600mg以上

※文部科学省「日本食品標準成分表2015年版(七訂)」をもとに1食あたりのカリウム量を計算

図21 **食酢の摂取で血圧が下がった**

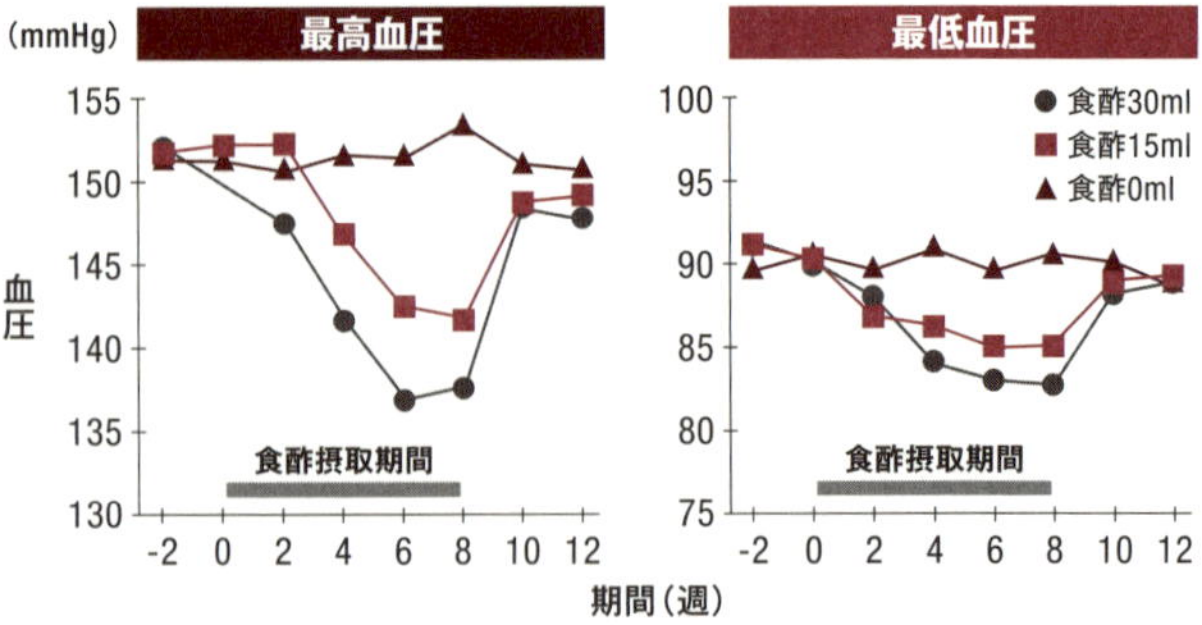

血圧が高め(収縮期血圧152、拡張期血圧90が平均値最高)の男女57名(平均年齢52歳)を食酢を15mlまたは30ml含む飲料、含まない飲料を飲む３群に分け、8週間飲用してもらった。食酢を含まない対照群では血圧の低下は認められなかったが、15ml摂取群は11程度、30ml摂取群では15程度最高血圧が低下した。

(データ:ミツカングループ本社中央研究所の研究)

163ページの表を見ると、野菜の中でもいも類はとても効率のいいカリウム摂取源であることがわかります。おかずにおすすめなのが、ひじきや昆布などの海藻類や大豆、納豆などの豆類。また、おやつやおつまみにはナッツ類など、カリウムの多い食品をなるべく摂るように心がけて下さい。

さらに、**調味料では「酢」が降圧剤として働きます。**

高血圧の人が酢を毎日15ml、または30mlを8週間とり続けた結果、酢を連続摂取したグループは血圧が下がり、摂取をやめると再び血圧が元に戻るという結果に（図21）。**1日15ml、つまり大さじ1杯でも十分な降圧効果があること**がわかりました。それは酢の主成分である酢酸が、血圧上昇に関与するホルモンを穏やかに抑制するからです。

習慣2　お茶は自然の利尿剤

高血圧治療では、古くから利尿剤が使われています。なぜおしっこを出すと血圧が下がるのか、簡単に説明しましょう。

血液をろ過して、常にきれいな状態でいられるのは腎臓のおかげです。腎臓は、細かいフィルターで血液から不要なものだけを濾過します。不要な老廃物は水分とともに膀胱に行き、おしっことして排出します。

ところが、ナトリウムがあると水分を捨てずに再吸収させる働きがあるため、体内を循環する血液量が減らず、血圧が高い状態に。分かりやすく言えば、雨が降って川の水位があがり、堤防に水が勢いよくぶつかっているイメージです。**利尿剤の役目は水分と一緒にナトリウムを尿中に排泄する作用があるので、**血圧が下がるのです。

実は、利尿剤を飲まなくても、天然の利尿剤が身近にたくさんあります。そのうちの1つがコーヒーです。コーヒーに含まれるカフェインには、優れた利尿効果があるのです。ただ、カフェインには興奮作用もあるため、就寝前なら興奮作用が穏やかで利尿効果の高い「テオフィリン」を多く含む紅茶をおすすめします。テオフィリンは茶葉に含まれている苦味成分で、気管支拡張剤として、おもに喘息や気管支炎の薬として使われています。しかし、ご安心下さい。紅茶のテオフィリン濃度は低く、薬としての強い効果はありません。穏やかな利尿効果のほか、風邪気味のときに咳などで呼吸が苦しいときの民間薬として役立ちます。

リラックスしながら血圧も下げたいという方には、緑茶がおすすめです。緑茶に含まれる「テアニン」という成分が、脳の神経機能に作用してリラックス効果を発揮します。昼も夜も気がねなく飲めて、脳をリラックスしてくれるので、高齢者の方向きですね。

また、緑茶にはカテキン、コーヒーにはクロロゲン酸、紅茶にはポリフェノールと、それぞれに抗酸化作用のある成分が含まれています。これらは血管内で血小板が固まるのを防ぎ、血栓を作りにくくしたりとりすぎた脂質を代謝しやすくする、血糖値の上昇を抑えるなどのうれしい働きを持っています。

食後にお茶やコーヒーが飲みたくなるのは、理にかなったことなのです。

習慣3　塩は海系の自然塩に変える

精製塩は、そのほとんどが塩化ナトリウムであるというお話を127ページでもしました。厳格な減塩は必要ありませんが、塩化ナトリウムそのものをたくさんとるのは控えたいもの。ナトリウムには体内に水分をためこむ作用があるので、とりすぎると血圧が上昇しやすくなるからです。

そこで、私自身が自宅で調理するときに愛用しているのが、沖縄の塩「ぬちまーす」です。**21種類のミネラルを含み、特筆すべきはナトリウムを排出するカリウムを豊富に含むこと。**粗塩100gあたりのカリウム含有量が160mgなのに対し、ぬちまーすは960mgと6倍も多く含まれているのです。実際に高血圧のラットにぬちまーすを与えたところ、ナトリウムを排出する働きがおよそ1.8倍高まることが確認されています。

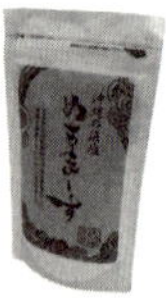

世界一ミネラルが多い塩「ぬちまーす」

加藤家で愛用している、沖縄産の塩。世界一ミネラルが豊富ということから、ギネス認定されている。250g、1,080円（税込）。問／ぬちまーす ☎0120-70-1275

塩を買うときには成分表示に注目して、カリウムの含有量が多いものを購入する習慣をつけるのも、降圧生活の知恵。選ぶ目安は、海系の自然塩です。岩塩、精製塩はカリウムがほとんどないので日常使いには向きません。おいしくいただきながらカリウム摂取もできる、かしこい塩を選んでください。

習慣4　肉を食べて血管と筋肉を若く作り替える

高血圧の原因は「9割が運動不足である」と143ページ以降でお話ししました。これは、運動不足で筋肉や血管が硬くなり、また、心肺機能も低下することで心臓がポンプ力を高める必要性が高まるため。しかし、残りの1割の「食事」にも注意を払うことが、筋肉や血管の質を高めるためには重要です。

よく**「もう年だから、あっさりと煮物や野菜中心で」という人が多いのですが、実はこれこそが筋肉不足の原因**となります。

私自身、40歳後半から執筆依頼が増えた事で家で書き物ばかりして慢性的な運動不足になっていました。そのときは野菜や煮物がおいしく思え、肉を欲することがほとんどなくなっていました。ところが体調を崩した後に体を立て直すため、仕事のスケジュールの中に運動習慣をとりいれると、一転、「肉が喰いてぇ！」と思うようになりました。体はしっかり体調を把握していて、タンパク質を大量に欲しているのだなと感心しました。

この経験を経て思うのは**「肉を食べたくなくなったら、老化の始まり」**ということ。老化は年齢ではないのです。人間の体は、よく動けばお腹も空きます。そして筋肉を使い、刺激していれば修復するために栄養素を多く含む「肉」が食べたくなるものなのです。

つまり、肉を食べたくならないというのは良くない兆候ということ。体の9割は水とタンパク質で出来ています。新しい細胞になる材料のタンパク質

図22　**百寿者はタンパク質をしっかりとっている**

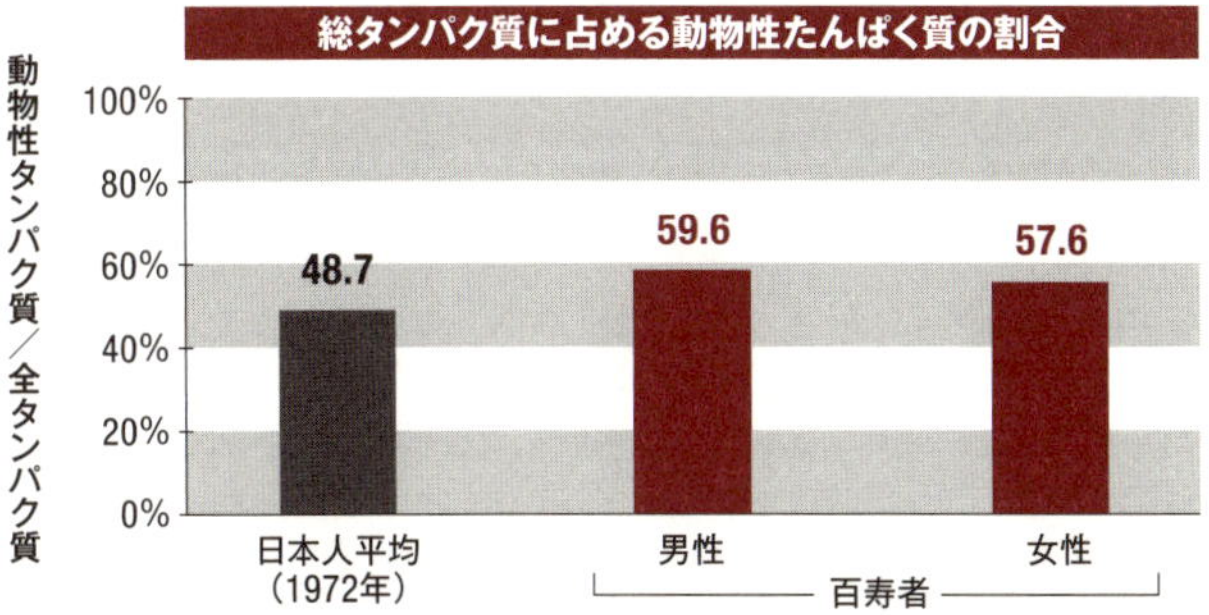

1972年～73年に、100歳を超えた百寿者100人を対象に栄養状態を調査した。その結果、日本人の平均よりも百寿者のほうが摂取エネルギー量に占めるたんぱく質熱量のうち、動物性タンパク質の摂取量が多かった。つまり、長寿者は肉食を好むということがわかる。

（データ:Nutrition and Health.;8,165-75,1992）

が要らないということは、死んでいく細胞の方が多くなっているということ。意外に思われるかも知れませんが、実は**日本人のご長寿の共通点は、平均以上に動物性タンパク質の摂取量が多い**という報告があります（図22参照）。肉を噛むことができる、丈夫な歯を持っているということも老化を遠ざけます。

「肉や卵などをとりすぎるとコレステロールが上がるのでは」と心配する方もいるかもしれません。これについては、心配の必要は全くありません。2015年に発表された厚生労働省の「食事摂取基準」では、**コレステロールの摂取基準が外されました。**

これまで国民の健康維持や生活習慣病予防の目的として、食事からのコレステロールの目標量を決めていましたが、このほど「目標量を設定するのに十分な科学的根拠が得られなかったため」と目標量を撤廃しました。

そもそも私たちは、肝臓でコレステロールを作っています。コレステロールは体の重要な細胞膜やホルモン、ビタミンDを作る大切な材料で、逆になかったら生きていけません。もしコレステロールが悪者なら、いったいなぜ自分の肝臓で作る必要があるのでしょう。コレステロールも今回の厚労省の発表で、やっと「冤罪」が証明されて喜んでいます。

肉には健康を維持し、正常血圧を維持するための筋肉や血管をしなやかに作り替える材料であるタンパク質が豊富です。また、うつ予防にも肉は必要です。感情を安定させる脳内ホルモン「セロトニン」は、不足するとうつ症状が出ることは分かっていますが、その原料はトリプトファンというアミノ酸で、体内で作ることができません。そのため、トリプトファンを多く含む肉を食べて頂きたいのです。

その肉の中でも、最も私がおすすめしたいのが「豚肉」です。畑の肉といわれる大豆にもトリプトファンは含まれるのですが、セロトニンを作るためにはトリプトファンに加えてビタミンB6が必要です。一度にこの両方がとれる豚肉は、心を元気にする肉なのです。また、豚肉は疲労回復やダイエットに役立ちます。とりすぎた糖質をすばやくエネルギーにしてくれるビタミンB1は牛肉の13倍、玉ねぎやニンニクに含まれるアリシンとB1が合わさると、さらに吸収が高まります。疲労回復には生姜焼き+玉ねぎやニンニク+ポークソテーの組合せが非常にいいわけです。また、赤身部分には鉄分やミネラルが豊富と、いいことづくし。これらの栄養素の吸収も非常にいいので、豚肉は血管だけでなく、全身の老化防止のためにおすすめします。

習慣5　脳に働きかける降圧アロマで精神の疲れをとる

加藤式降圧法としてご紹介した「降圧ツボ」と同様、**脳に直接働きかけることができるのが、アロマ**です。

しかし、今でも「アロマテラピーって、香りをかいでリラックスするやつでしょ」と言われます。でも、アロマの実力は本当にスゴイのです。

アロマは、嗅覚を介して本能に直接アプローチすることができます。しかも感情にも訴えかける力があることが分かっています。薬学ではもっとも難しい「心に効く薬」――それが出来るのがアロマなのです。

ツボは、痛みや血圧の異常を脳に知らせて正常な状態に戻してくれます。

いっぽう、アロマは「不安や心配」「落ち込み」「イライラ」「自律神経失調

図23　**アロマで血圧が下がる仕組み**

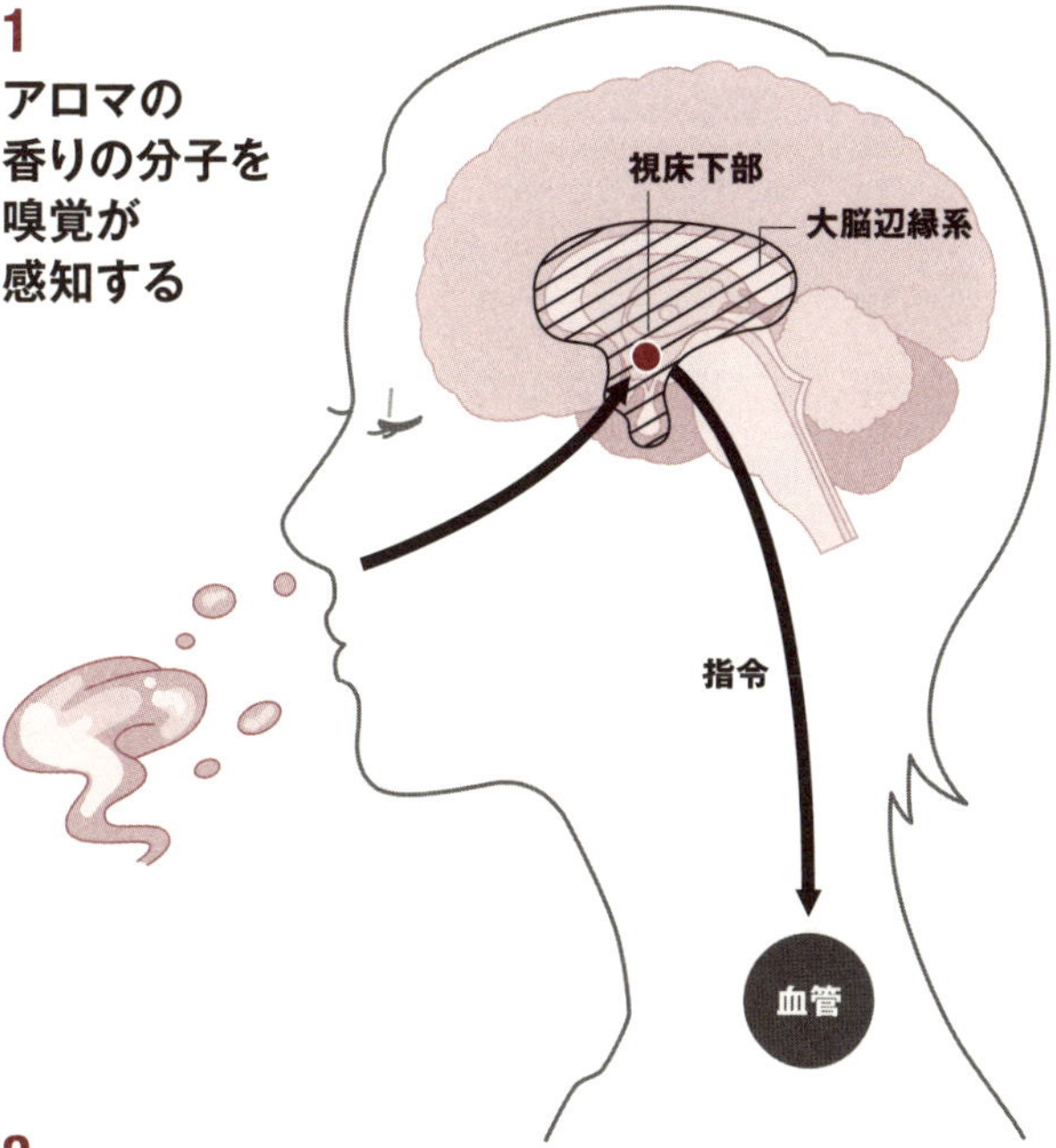

2

大脳の中の本能を司る「大脳辺縁系」 → **本能の司令塔である「視床下部」へと伝わる**

3

視床下部が自律神経に指令を送り、
血管を伸縮、血圧を調整する信号を出す

症」などメンタル面の不調に効果を発揮します。血圧上昇には、不安やストレスなどの精神面でも大いに関係があります。

図23のように、アロマは嗅覚から瞬時に大脳へ入り、自律神経を司る視床下部に信号を伝え、興奮状態の交感神経から、リラックス状態である副交感神経に切り替えてくれるため、血圧を下げてくれます。

私たちは「疲れたな」と思うと森や温泉に行きたくなります。これは、本能から「心の疲労」を知らせるサイン。緊張や疲労感が蓄積したときに人は安らぐことができる環境を欲し、その香りを嗅いで癒やされたいと感じるのです。

現代人ならではの疲労や緊張、不安感に、脳に直接作用できる薬として働くのがアロマです。精油そのものは130~150種類ありますが、その中から血圧を落ち着かせるアロマをご紹介しましょう。人は**自分が必要とする**

香りを「好き」と感じます。脳疲労が強い人はラベンダーを、体の疲労が強い人は木の香りサイプレスを「いい匂い」と感じるのです。ですから自分の「好き」という香りは、みんなが好きとは限りませんのでご注意を。

いくつか用意して、あなたご自身の好みに従ってその日「好き」と感じるアロマを選び、毎日のリラックスやリフレッシュに役立ててみてください。

●血圧調整に効く5つのアロマ

ラベンダー

主成分：酢酸リナリル

効果：自律神経の安定。鎮静効果。脳疲労をとる効果。

作用：感情を落ち着かせる脳内ホルモン「セロトニン」の分泌を促進することで血圧が安定してくる。

サイプレス

主成分：α-ピネン

効果：リラックス効果。血管拡張作用による血圧降下。

作用：副交感神経を刺激してリラックス効果や血管の拡張作用がある。

イランイラン

主成分：パラクレゾールメチルエーテル

効果：精神安定作用。鎮静作用。

作用：神経の興奮を抑えることで、血圧を下げる効果がある。

マンダリン

主成分：リモネン

効果：リフレッシュ効果。消化器系のトラブル。緊張緩和作用。

作用：交感神経を鎮静させ、血圧を穏やかにさせる効果がある。

プチグレン

主成分：リナロール・酢酸リナリル
効果：高いリラックス作用。ストレスに効果を発揮。
作用：交感神経を抑制する。セロトニンの分泌促進による血圧安定。

こんな使い方がおすすめ

●枕元で

好みのアロマオイルをティッシュやハンカチに3滴垂らして枕元に置く。距離を離すことで香りの強さを調整してください。

●お風呂で

30gの粗塩をボウルに入れ、好みのアロマオイルを3滴垂らし、割り箸でしっかりとかき混ぜる。これを浴槽に入れる。

習慣6　超簡単に血圧を下げる「座禅呼吸法」

精神状態と非常に関わりが深いのが、血圧です。高血圧の中にも「白衣高血圧」というのを聞いたことがあるはず。これは、家庭で血圧を測ると正常値なのに、病院の診察室で測ると高血圧を示す状態のこと。医師や看護師の前に座るとそれだけで緊張してしまったり、待っている間に病気のことを考え不安と緊張感が高まるなどがその原因といわれています。

自律神経には、アクセル（交感神経）とブレーキ（副交感神経）があります。がんばりやさんは、1日中アクセルを踏みっぱなしで仕事をしています。主婦も家事と子どものことで休まる暇がありません。1日中交感神経が働きっぱなしでは、血圧が上がるのはあたりまえです。

そこで、うまくアクセルとブレーキを調整してくれるのが「座禅呼吸法」です。イライラを鎮めたい、気持ちを落ち着けたいときなど交感神経をゆるめ、ブレーキの役割をする副交感神経を優位にしてくれます。呼吸法にツボ押しの効果が入ることで心身が落ち着き、自然に心臓の動きもおだやかになり、血流もゆっくり流れて血圧が下がってきます。電車の中や昼休みなど、すき間時間に実践してみてください。

座禅呼吸法の行い方

1　イスに座ったままで肩の力を抜き、背筋を伸ばす。

2　両手を重ねて、手のひらの中心を「関元」のツボ（へそから指4本分下のところ）に当てる。

3　腹式呼吸を意識して、おなかをふくらませながら鼻から息を10秒かけて吸う。

4　関元のツボを押し、おなかをへこませながら口から息を20秒かけて吐く。両手でツボを押しながら少し前傾すると行いやすい。5分～30分行う。

習慣7　男は叫ぶ、女はしゃべるが降圧に効く

体の疲れは眠るのが一番。いっぽう、心の疲れは「出す！」のが一番です。ストレスを感じたら、なんらかの形で「毒出し」をしてください。たとえば足の小指を家具にぶつけたとき、黙ってこらえるのと「痛〜い！」と声に出すのとでは、叫んだ方が痛みは小さくなります。

さらに、男性と女性では毒出しのやり方が全然違うようです。**男性は「わーっと声を出して発散」するのが効果的**です。カラオケで歌いまくる、場所は限られますが「バカヤロー！」と大声を出すこともかなりの「毒出し」効果があります。

いっぽう、**女性は「人にしゃべって発散」するのが向いてます。**「今日、嫌なことがあったの、聞いてくれる？」と持ちかけ、相手が「うんうん、わか

る」「それは大変だったね」とただ聞いてくれるだけで気持ちが落ち着くのです。共感してくれる女性同士でおしゃべりをして「毒出し」しましょう。ちなみに、彼氏やご主人に共感を求めても無駄です。男性は解決志向タイプが多いので「こうすればいいんじゃない？」などとアドバイスしてきます。ただ黙って聞いてくれればいいのですが、男は出来ません。最悪のケースは「キミのやり方が間違っている」と言われてしまい、余計なケンカに発展することもありますので、くれぐれも共感してくれる相手を選んで下さい。

もう嫌だ！　と思ったときの対処法をあなたはいくつ持っていますか？レパートリーをたくさん持つほど、ストレスに強くなれるもの。いつでも話を聞いてくれる気心の知れた友人がいる、行きつけのカラオケボックスがある、夕日に向かってバカヤローと叫べる浜辺が近くにあるなど、すぐに活用できる発散法を見つけておきたいですね。

習慣8　朝晩2回、血圧を測る

本書でお伝えした「降圧ツボ」や「降圧ストレッチ」をはじめ、食生活などの生活改善を実践する際に、効果を確かめるためにもぜひ行ってほしいのが「血圧を測る」ことです。

朝は誰でも血圧が高くなります。そして、夜は自律神経の副交感神経が優位になるため、血圧も低くなります。

そこでおすすめしたいのは、**朝晩2回血圧を測ること。朝が高くても、夜に下がっていれば体の本来のリズムである**と判断していいでしょう。

飲酒後、入浴直後は血管が拡張して血圧が低めになるため、正しい数値が出にくいので避けます。トイレを我慢しているときや、出かける前の慌ただしい時間には血圧が上昇しやすいので、リラックスした環境で測りましょう。

血圧は「心臓の高さにある上腕の血圧を、座って計測した値」が基準となります。毎日、同じ時間に同じ条件で計り、記録をつけましょう。また、家電メーカーでは左腕を勧めていますが、右腕の方が少し高くなる人も中にはいます。気になる人は左右計ってみるといいでしょう。

たとえば「薬を飲んでいたときの最高血圧が130で飲むのをやめたら150になる」ということがわかるかもしれません。しかし、それでも生活に支障がなく、動悸など気になる症状も出ないのであれば、150が本来のあなたに合った血圧なのかもしれない、と考えられます。その数値が「年齢＋90」の範囲内におさまっていれば、なお安心です。

症状は特にないけれど、「年齢＋90」におさまっていないという人は、降圧ツボや降圧ストレッチをぜひ継続してみてください。血圧にあわせて、体調や気がついたことなどの記録をつけると効果をより実感しやすいでしょう。

おわりに

本書では、「高血圧」という言葉や数値に振り回されないでほしい、という思いをお伝えしました。

血圧を測った結果、高血圧だと分かった。そのとき、現在では書店やインターネットに「減塩がなにより大切」という情報があふれ、医師は「降圧剤を飲みなさい」と指導します。

しかし、その発想から一歩離れて「まずは、あなた自身でできることがたくさんある」ということをご理解いただきたいのです。

まだセルフケアで対処できる段階なのに、安易に降圧剤で血圧を下げることに頼ってしまうと、ふらつきや頭がぼーっとする、やる気がでないなどの副作用に悩まされることがあります。「きっと、年齢のせい」と、その副作用すらも漫然と受け入れてしまうと、どんどん体の老化が進行し、せっかく与えられた人生の時間をむなしいものにしてしまいます。

もちろん、「注意すべき危険なパターンの高血圧」にはぜひ、注意を払ってください。ここ数日のうちに急激に血圧が上昇した、動悸が激しいなどのSOS信号があったら、すみやかに主治医の診断をあおぐことが大切です。


しかし、高血圧になったからといってすぐに「降参」して「医療を受ける側」に回るよりも、「よし、今までいろいろさぼってきたことのあらわれだ。今日から自分にできることで、なんとか血圧をコントロールしてみよう」という気概を持って頂きたいのです。

24時間、365日、私たちの体のすみずみにまで栄養豊かな血液をめぐらせるポンプ力を備えた、心臓。さらに、大きくふくらんでは縮み、酸素を送り出している、肺。血液を運ぶ血管。その血管をポンプする筋肉。これらの力を底上げするのが、「降圧ストレッチ」です。

ストレスとは無縁では生きられない私たち。イライラや怒りがこみ上げてきたときには即座に「降圧ツボ」を押して対処もできます。

つまり、薬以外にも打つ手はたくさんあるのです。


塩分よりも怖がるべきは、「運動不足」であるということもお忘れなく。運動をしない体はどんどん機能が低下し、もともと体に備わっている「病気を治す力」や「自律神経をコントロールする力」を落としてしまいます。


忙しいみなさんに「毎日ジョギングをしましょう」などと、無理は言いません。

ジムなどでハードな運動をしなくても、テレビを見ながら、リビングでちょっと時間が空いたときに、すぐに実践できる簡単な方法を厳選してお伝えしました。どれも「がんばる」系のものではなく、行うとすごく心地よく、全身がほぐれて「さあ、今日もがんばろう」と活力がわいてくるものばかり。継続するうちに血圧が適正値になるだけでなく、若々しさも取り戻すことができるはずです。

生活習慣によって起こった「生活習慣病」は、毎日の生活の中で改善するのが健全なやり方です。

調子を崩した体を、薬に頼らず、自分自身で立て直す。

人間の体にはその仕組みがちゃんと備わっているということを、あなた自身の体で確かめてください。

平成29年1月27日

加藤雅俊

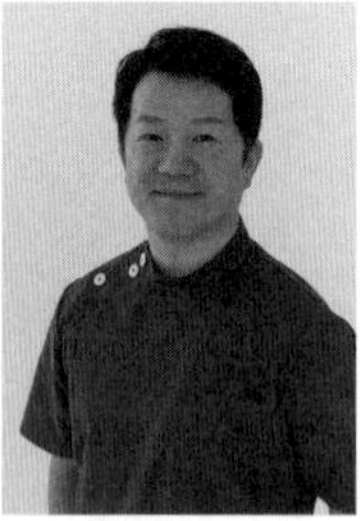

加藤雅俊（かとう・まさとし）

薬剤師
体内環境師®
薬学予防医療家
ミッツ・エンタープライズ（株）代表取締役社長
JHT日本ホリスティックセラピー協会会長
JHT日本ホリスティックセラピストアカデミー校長

大学卒業後、日本ロシュ株式会社（現在:ロシュ・ダイアグノスティックス）に入社。研究所（現在:中外製薬研究所）にて、血液関連の開発研究に携わる。プロダクトマネージャー就任後、全国の病院を見て回るなかで、医療現場の問題点に気づく。「薬に頼らずに若々しく健康でいられる方法」を食事＋運動＋心のケアから総合的に研究し、1995年に予防医療を目指し起業。「心と体の両方」をみるサロンやセラピスト養成のためのアカデミーを展開。独自の「食事と運動の両方をみる医学」で多くの支持を得る。現在、自ら指導する健康セミナーやストレッチ教室、講演会などを精力的に行いながら、テレビ・雑誌等にも出演。モデルや女優の体内環境のケア、プロ野球チームやアスリートのコンディショニングケアも担当する。著書に『一目でわかる! 必ず見つかる! ホントのツボがちゃんと押せる本』（高橋書店）、『Dr.クロワッサン 新装版 リンパストレッチで不調を治す!』（マガジンハウス）など多数あり、著書累計は160万部を超える。

JHT日本ホリスティックセラピストアカデミー
http://www.jht-ac.com

アチーブメント出版
［公式ツイッター］
@achibook
［公式フェイスブックページ］
http://www.facebook.com/achibook

薬に頼らず血圧を下げる方法

2017年（平成29年）2月13日　第1刷発行
2017年（平成29年）5月15日　第7刷発行

著者　加藤雅俊
発行者　青木仁志
アチーブメント出版株式会社
〒141-0031 東京都品川区西五反田2-1-22
プラネットビル5F
TEL 03-5719-5503／FAX 03-5719-5513
http://www.achibook.co.jp

装丁　轡田昭彦+坪井朋子
本文デザイン　田中俊輔（PAGES）
3Dイラスト　BACKBONEWORKS
イラスト　内山弘隆
撮影　井坂英彰
ヘアメイク　依田陽子
モデル　大橋規子（スペースクラフト）
衣装協力　アディダスジャパン　☎0570-033-033
編集協力　柳本操
印刷・製本　大日本印刷株式会社

ISBN978-4-86643-005-8